Dieses Buch ist meiner Frau Linda
und unserer Tochter Erica gewidmet.
Eure bedingungslose Liebe erhält mich am Leben.

Inhalt

Viertes Kapitel
Ihre Lebensgewohnheiten 77

Fünftes Kapitel
Das Zusammenspiel von Körper, Geist und Seele 107

Vorwort

Seit über zwanzig Jahren liegt meiner Arbeit mit Krebspatienten ein Ansatz zugrunde, der die körperlichen, seelischen und geistigen Aspekte der Krankheit umfaßt. Ich habe Tausende von Patienten behandelt, mit einer relativ hohen Erfolgsquote, selbst in sogenannten «unheilbaren» Fällen. Ich habe eine ganze Menge über das Heilen und die Heilungschancen gelernt, und ich bin ein paar bemerkenswerten Patienten begegnet. Greg Anderson ist einer von ihnen.

Dieses Buch, die «50 Ersten Hilfen», ruft Patienten dazu auf, selbst die Verantwortung für ihre Gesundung zu übernehmen und eine Haltung einzunehmen, die der Krankheit mit Hoffnung begegnet, wenn die Diagnose «Krebs» gestellt wird. Ohne Zweifel befinden sich viele von Ihnen, die dieses Buch lesen, in einer sehr schwierigen Situation. Verzweifeln Sie nicht. Halten Sie Ihre Hoffnung lebendig! Lernen Sie aus der Erfahrung von jemandem, dem die Prognose gestellt wurde, er habe nur noch 30 Tage zu leben. Der Verfasser dieses Buches hat das selbst erlebt. Er kennt die Verzweiflung, die mit einer Krebserkrankung verbunden ist. Aber er weiß auch, wie es ist, wieder gesund zu werden.

Der Weg, der vor Ihnen liegt, mag schwierig sein, aber Sie müssen wissen, daß es der lohnendste Weg ist, den Sie je beschreiten werden. Die Überwindung einer Krebserkrankung erfordert Arbeit und Disziplin, der Prozeß ist aber außerdem erfüllt von Entdeckungen, die Sie begeistern und motivieren werden. Behalten Sie diese positiven Erfahrungen fest im Blick.

Lassen Sie Ihren Heilungsprozeß jetzt gleich beginnen. Hier, in diesem Buch, finden Sie den Schlüssel, der Ihnen die Türen öffnen kann, um wieder gesund zu werden. Nehmen Sie Ihr Leben in die Hand! Leben Sie diesen Augenblick! Vergeben Sie! Lieben Sie! Dann werden Sie die Kraft der Hoffnung kennenlernen. Und schon befinden Sie sich auf dem Weg, der zu Gesundheit führt.

O. Carl Simonton, M. D.
Begründer des Simonton Krebs-Zentrums
Pacific Palisades, Kalifornien

Einführung

Dieses Buch ist für Menschen geschrieben, die eine Krebserkrankung überleben wollen und bereit sind, aktiv am Heilungsprozeß mitzuarbeiten. Das Ziel dieses Buches ist ein doppeltes: es soll Ihnen helfen zu erkennen, was Sie tun können, wenn bei Ihnen eine Krebserkrankung diagnostiziert wurde, und es will Sie ermutigen, diese Erkenntnisse in die Tat umzusetzen.

Das Buch ist handlungsorientiert. Es wurde so angelegt, daß es Ihnen hilft, ein Programm zu entwickeln, das Ihnen die besten Chancen zu einer Überwindung der Krankheit und einer verbesserten Lebensqualität gibt. Es ist kein Buch, das man liest und dann beiseite legt, um nie wieder hineinzusehen. Betrachten Sie es als Ihr Kursbuch zum Überleben, ein Handbuch, das Sie wieder und wieder zu Rate ziehen können. Schlagen Sie es auf, wenn Sie das Gefühl haben, in Ihrem Heilungsprozeß «festzusitzen».

Die Empfehlungen in diesem Buch sind auf diejenigen zugeschnitten, die gerade erst erfahren haben, daß sie Krebs haben. Wenn Ihnen oder einem nahestehenden Menschen kürzlich mitgeteilt wurde «Sie haben Krebs», finden Sie genau hier die Information, die Sie brauchen, um Ihre Ängste unter Kontrolle zu bekommen, Ihre Diagnose von allen Seiten zu beleuchten und die wirksamste mögliche Behandlung zu finden. Ich empfehle allen, die gerade erst mit der Diagnose Krebs konfrontiert wurden, die Reihenfolge der «50 Ersten Hilfen» einzuhalten, denn sie folgen einer bestimmten Logik.

Dieses Buch wurde auch für all jene geschrieben, bei denen der Krebs wieder gewachsen ist. Ein Rezidiv ist etwas sehr Beängsti-

gendes, etwas, das alles wieder in Frage stellt – Medizinisches, See-
lisches und Geistiges. Ich möchte Sie ermutigen, mit Hilfe der «50
Ersten Hilfen» Ihre Situation grundlegend zu überprüfen. Folgen
Sie den Empfehlungen Schritt für Schritt. Betrachten Sie dieses
Buch als Ihren wichtigsten Wegweiser. Ein Rezidiv bedeutet nicht
den sicheren Tod. Was Sie *tun*, ist entscheidend! Betrachten Sie
die «50 Ersten Hilfen» als Schritte, zu denen Sie sich verpflichten,
um aktiv an Ihrer Heilung zu arbeiten. Dann können Sie sicher
sein, daß Sie alles Ihnen Mögliche tun, um Ihre körperliche Verfassung zu verbessern.

Zu guter Letzt wurde dieses Buch darüber hinaus für «gesunde»
Krebspatienten verfaßt. Dies ist ein Widerspruch in sich: Selbst in
den Patienten, die eine Remission oder eine vollständige Heilung
erlebt haben, lauert die Angst, der Krebs könne jederzeit wieder
ausbrechen. Die «50 Ersten Hilfen» geben Ihnen die Empfehlungen an die Hand, die Ihnen helfen, alles erdenklich Mögliche zu
tun, um Ihre Gesundheit zu erhalten.

Bevor Sie zu lesen beginnen, legen Sie bitte Papier und einen Stift
zurecht. Ich möchte, daß Sie sich ein Notizheft anlegen, in dem Sie
alles dokumentieren, was für die Wiederherstellung Ihrer Gesundheit von Bedeutung ist. Ich selbst habe mit einem einzelnen Blatt
angefangen, das ich aus einem Schulheft meiner Tochter herausge-
rissen hatte, und einem alten Ringbuch. Es ist wirklich nichts Besonderes notwendig. Beim Lesen werden Ihnen Fragen oder Einsichten in den Sinn kommen. Schreiben Sie sie nieder! Sie werden
Zeitungs- und Zeitschriftenartikel über Krebs ausschneiden. Kleben
Sie sie in Ihr Heft! Es wird Ihr wichtigstes Nachschlagewerk werden, Ihr persönliches Programm zur Überwindung Ihrer Krebserkrankung. Ich selbst habe heute, neun Jahre, nachdem mir mitgeteilt wurde, ich würde bald sterben, vierzehn dicke Ordner, die einen
ungeheuren Schatz an Einsichten und Informationen enthalten und
die mir überaus wichtig sind. Machen Sie es ebenso! Dieses Buch
gibt Ihnen zwar Richtungen an, letztendlich aber muß jede und jeder seinen oder ihren Weg zur Heilung selbst finden. Benutzen Sie

Ihr Notizheft, um Ihre einzigartigen persönlichen Einsichten fest-zuhalten.

Notieren Sie vor allem immer wieder Fragen, die sich Ihnen stel-len. Und dann fragen Sie. Fragen Sie Ihren Arzt, die technischen Assistenten, das gesamte medizinische Personal. Nehmen Sie nichts als selbstverständlich hin. Bitten Sie um eine Erklärung der medizi-nischen Fachausdrücke, die Sie nicht verstehen. Fragen Sie, warum bestimmte Untersuchungen gemacht werden. Fragen Sie nach den Ergebnissen dieser Untersuchungen. Fragen Sie, wie die Aussichten auf Erfolg sind. Fragen Sie! Fragen Sie! Fragen Sie! Fragen zu stel-len verleiht Ihnen eine immense Kraft, die Sie nicht unterschätzen sollten. Lassen Sie sich von dem medizinischen Personal und der Technik nicht einschüchtern. Es geht um Sie. Fragen Sie!

Nun fangen Sie an. Tun Sie den nächsten Schritt. Und erhalten Sie sich stets Ihre Hoffnung!

Greg Anderson
Fullerton, Kalifornien
Januar 1993

Teil I

Wichtig zu wissen

Erstes Kapitel

Wie konnte es dazu kommen?

Krebs ist eine besondere Krankheit

Krebs ist die Folge einer Veränderung des genetischen Codes in einer Zelle, die ein ungehemmtes, atypisches Wachstum auslöst.

Gesunde Körperzellen wachsen nach vorhersehbaren Mustern, sie erfüllen eine bestimmte Funktion und werden dann in einem regelhaften Ablauf von genau der richtigen Zahl neuer, gesunder Zellen ersetzt.

Krebszellen dagegen wachsen nicht nach einem vorhersehbaren Muster, sie wuchern ungehemmt, ohne unbedingt ihre spezifische biologische Funktion zu erfüllen, und dieses Wachstum wird oft zu einer Bedrohung für den gesamten Körper. Zu einer solchen Zellveränderung ist es in Ihrem Körper gekommen. Wer derartige Zellen im Körper hat, ist an Krebs erkrankt, an einer von mehr als hundert Krebsarten, die sich unter anderem danach unterscheiden, in welchen Geweben des Körpers sie auftreten.

Eine Krebserkrankung kann außerdem ein Symptom für ein nicht richtig arbeitendes Immunsystem sein. Es ist von entscheidender Bedeutung, sich diesen zweiten Punkt bewußt zu machen. Davon hängt es ab, ob Sie sich entschließen, alles für Sie Mögliche zu tun, um wieder gesund zu werden. Das Immunsystem ist die stärkste Waffe des Körpers gegen Krebs. Jahrelang hat Ihr Körper immer wieder veränderte Zellen produziert, die potentiell Krebs hätten auslösen können. Und immer wieder griff Ihr Immunsystem ein, um die Entartung zu «bereinigen». Dieses Mal jedoch war es nicht stark genug, um Ihre Gesundheit wirksam zu verteidigen.

19

In diesem Buch werden Schritte vorgestellt, die Ihnen helfen sollen, zusammen mit Ihren Ärzten ein Behandlungsprogramm zu erstellen, in das Sie Vertrauen haben können. Die Mediziner gehen die Krankheit mit ihren Therapien auf der körperlichen Ebene an, sie versuchen, die Zellen zu beeinflussen. In diesem Buch sollen darüber hinaus Wege aufgezeigt werden, die auf der körperlichen, seelischen und geistigen Ebene dazu beitragen können, daß Sie sich wohler fühlen und Ihr Leben erfüllter gestalten. Letztlich sollen diese Maßnahmen Ihnen helfen, Ihr Immunsystem zu stärken. Sie spielen eine wichtige Rolle bei der Mobilisierung Ihrer Selbstheilungskräfte.

Es geht hier also um das Zusammenspiel von Körper, Geist und Seele. In Verbindung mit den konventionellen Mitteln der Medizin bietet Ihnen eine kombinierte Therapie, die dieses Ineinandergreifen berücksichtigt, die besten Chancen, zu überleben. Ihre Ärzte werden alles tun, um die veränderten Zellen zu entfernen oder zu behandeln. Ihre Aufgabe besteht darin, alles zu tun, was *Sie* tun können, um Ihre Immunabwehr zu stärken. Ein besser funktionierendes Immunsystem ist nicht so sehr Ergebnis medizinischer Maßnahmen, als vielmehr der individuellen Lebensgewohnheiten. Wie Sie mit Ihrem Körper, Ihren Gefühlen und Ihrem Geist umgehen, hat einen weitreichenden Einfluß auf Ihre Immunabwehr. Rauchen, eine unausgewogene Ernährung und Bewegungsmangel beeinträchtigen die Immunfunktion erheblich. Aber auch unzureichende Formen, mit Streß umzugehen, wirken sich schädlich aus, denn er führt dazu, daß im Körper Adrenalin und Kortison ausgeschüttet werden, beides Substanzen, von denen bekannt ist, daß sie die Immunabwehr blockieren.

Auch Ihre emotionale Reaktion auf die Krebsdiagnose spielt eine Rolle. Bei den meisten Menschen löst der Satz «Sie haben Krebs» große Ängste aus. Diese Ängste können dazu führen, daß man sich wie gelähmt fühlt, und das gerade dann, wenn es wichtig wäre, sich zu informieren und aktiv zu werden. Und eine negative Geisteshaltung kann die ohnehin schon schwierige Situation nach einer Krebsdiagnose zur Hölle auf Erden werden lassen. All diese Reaktionen haben auch schädliche Auswirkungen auf die Immunfunktion.

Wenn Sie alles tun wollen, um Ihre Überlebenschancen zu verbessern, müssen Sie, sobald Sie sich für eine medizinische Behandlung entschieden haben, Ihre Bemühungen auf Geist und Seele konzentrieren. Wer sich in medizinische Behandlung begibt, ohne alle Möglichkeiten auszuschöpfen, sich selbst zu helfen, hat Ähnlichkeit mit jemandem, der sich auf Stelzen fortbewegt. Natürlich kommt man auch auf Stelzen voran – ohne geht es aber entschieden schneller.

Die in diesem Buch vorgestellten Maßnahmen betonen den Zusammenhang von Körper, Geist und Seele. Immer wieder können wir bei Krebspatienten beobachten, wie diese drei Bereiche aufeinander wirken. Bisher gibt es allerdings noch keine wissenschaftlich anerkannte Methode, die die Auswirkungen dieses Zusammenspiels mißt. Die moderne Medizin wird erst dann wirklich «wissenschaftlich» sein, wenn Patienten und Ärzte gelernt haben, die natürlichen Kräfte von Körper, Geist und Seele mit schulmedizinischen Methoden zu kombinieren, um eine vollständige Heilung herbeizuführen.

Aber wer heute Krebs hat, kann nicht darauf warten, bis die medizinische Forschung Beweise für diese Zusammenhänge liefern kann. Die neuesten Erkenntnisse über das Zusammenwirken von Körper, Seele und Geist werden Ihnen in diesem Buch vermittelt. Machen Sie sich diese Erkenntnisse zunutze und setzen Sie die vorgestellten Techniken in die Tat um – zusätzlich zu dem Besten, was die Medizin anzubieten hat. Darin liegt der optimale Erfolg.

Krebs ist eine Krankheit, die aus dem Rahmen fällt, Krebs verlangt, daß Sie lernen, völlig anders mit sich umzugehen. Um gesund zu werden, sind Sie als ganzer Mensch gefordert, Sie müssen aktiv an Ihrer Genesung mitarbeiten. Entscheidend ist, was Sie *tun*. Für Krebspatienten, die entschlossen sind, die Krankheit zu besiegen, ist das eine sehr gute Nachricht.

«Hoffnungslose» Fälle gibt es nicht

Vielleicht wurde Ihnen gesagt, Sie sollten besser Ihre Angelegenheiten in Ordnung bringen, denn Sie hätten nur noch wenig Zeit, oder, ein Lieblingsausdruck der medizinischen Zunft, Ihre Krankheit sei unheilbar. Glauben Sie es nicht! Weigern Sie sich, der Verzweiflung nachzugeben. Gott allein weiß, wie lange ein Mensch zu leben hat.

1984 wurde mir prophezeit, mir blieben nur noch etwa dreißig Tage. Ich hatte Lungenkrebs. Ein Lungenflügel war entfernt worden. Nach vier Monaten war der Krebs wiedergekommen. Dieses Mal war er in mein Lymphsystem eingedrungen. Der Chirurg legte mir die Hand auf die Schulter und sagte: «Der Tiger ist aus dem Käfig entwischt. Ihr Krebs ist wiedergekommen. Ich gebe Ihnen noch etwa dreißig Tage.»

Er irrte sich, und er irrte sich unter anderem deshalb, weil kein Arzt vorhersagen kann, wie ein Patient auf eine Krankheit reagieren wird. Ein paar Tage verbrachte ich in der Überzeugung, bald sterben zu müssen, danach aber faßte ich einen weitreichenden Entschluß. Ich beschloß zu leben!

Damit meine ich, daß ich mir vornahm, alles in meiner Macht Stehende zu tun, um über den Krebs zu triumphieren. Ich beschloß, das Leben an jedem Tag, der mir gegeben war, voll auszuschöpfen. Ich beschloß, mich nicht der Verzweiflung hinzugeben. Ich wollte eine Haltung einnehmen, die voller Hoffnung war. Diese Vorsätze bewirkten, daß ich meine Krankheit vollkommen anders erlebte. Denn sie führten nicht nur dazu, daß sich die Qualität meines Lebens für die mir verbleibende Zeit verbesserte, ich lebte auch sehr viel länger. Ich bin fest davon überzeugt, daß auch Sie das mit einem solchen Entschluß erreichen können.

Manche Menschen, insbesondere Angehörige der Ärztezunft, werfen mir vor, falsche Hoffnungen zu verbreiten. Ich glaube jedoch nicht, daß es so etwas wie «falsche Hoffnungen» gibt. Meiner Überzeugung nach gibt es nur vernünftige Hoffnungen. Und Hoffnung führt allemal zu einer besseren Lebensqualität für die Zeit, die einem noch bleibt, und manchmal verlängert sie sich auch damit.

Sie haben mein tiefstes Mitgefühl. Ich weiß aus eigener Erfahrung, was Sie durchmachen. Auch ich wurde von den Gefühlen zerrissen, die jetzt Sie zerfleischen. Ich kenne die Ängste und die Unsicherheit, mit der Sie kämpfen. Sie machen die angstvollste Zeit Ihres Lebens durch.

Aber entscheiden Sie sich nur bewußt für die Hoffnung. Wenn Ihnen mitgeteilt wurde, Ihnen bleibe nicht mehr viel Zeit, gewinnen Sie die Überzeugung, daß das Leben dennoch erfüllt und voller Abenteuer sein kann. Beschließen Sie, es bis zur letzten Minute auszukosten, entdecken Sie, daß jeder Tag ein Geschenk ist, trotz der Umstände. In dieser Entscheidung liegt der Keim, aus dem Heilung erwächst.

Sie *können* Ihre Überlebenschancen verbessern. Was Sie tun, *ist* ausschlaggebend. Entscheiden Sie sich für die Hoffnung. Lassen Sie Verzweiflung nicht zu. Keine Situation ist ohne Hoffnung. Wählen Sie immer den Weg der Hoffnung und handeln Sie danach.

Zweites Kapitel

Ein Wegweiser zur Heilung

Von überlebenden Krebspatienten lernen

Nachdem mein Arzt mir mitgeteilt hatte, ich hätte nur noch etwa dreißig Tage zu leben, war ich wie betäubt. In einem Moment brach ich in Tränen aus, im nächsten war ich außer mir vor Wut. Ich dachte, das könne alles gar nicht stimmen, und war überzeugt, meine Untersuchungsergebnisse seien mit denen eines anderen Patienten verwechselt worden. Ich war voller Angst und Selbstmitleid. Eines Nachmittags rief ich in meiner Wut laut aus: «O Gott, was soll ich bloß tun?»

Diese Frage wurde beantwortet. Nein, Gott hat nicht die Wolken geteilt und gesprochen. Derartigen Behauptungen gegenüber war ich immer schon skeptisch. Aber im übertragenen Sinn teilten sich die Wolken. Ich hatte entschieden den Eindruck, es sei meine Aufgabe, mich auf die Suche nach Überlebenden zu machen. Mir war plötzlich klar, daß ich Menschen finden mußte, die «eigentlich» hätten tot sein müssen, aber noch am Leben waren. Und daß ich, wenn ich sie erst einmal gefunden hätte, von ihnen lernen sollte.

Bis heute habe ich über fünfhundert Überlebende von Krebs «im Endstadium» interviewt. Das sind die Menschen, denen in der einen oder anderen Form zu verstehen gegeben worden war, sie sollten «ihre Angelegenheiten in Ordnung bringen». Das sind die mutigen Patienten, die einmal keine Hoffnung mehr hatten. Das sind Menschen, die die Ärzte aufgegeben hatten.

Und doch sind diese Menschen am Leben! Jeder einzelne von ihnen ist ein motivierendes Beispiel, und sie besitzen durchaus nicht

25

mehr Mut als Sie oder ich, und sie verfügen auch nicht über irgendwelche besonderen Fähigkeiten. Sie haben mich tief beeindruckt, und ich war fest entschlossen, von ihnen zu lernen. Die grundlegenden Vorstellungen, die sie als Basis ihrer Heilung betrachten, und die aktiven Maßnahmen, die sie ergriffen, haben bei mir und bei Tausenden von weiteren Krebspatienten gewirkt. Ich glaube, von ihnen zu lernen, kann auch in Ihrem Leben der Wendepunkt sein.

Nachdem ich mehr als hundert Interviews durchgeführt hatte, kristallisierten sich in den meisten der individuellen Geschichten ähnliche Muster heraus. Zum Beispiel glaubte die große Mehrheit der Überlebenden nicht, es sei Glückssache gewesen, daß sie wieder gesund geworden sind. Hingegen sind sie davon überzeugt, daß sie für ihre Gesundheit gearbeitet und sie sich Tag für Tag verdient haben. Auch rechnen die meisten Überlebenden nicht ihren Ärzten das alleinige Verdienst für ihr Gesundwerden zu. Vielmehr stellten die Krebspatienten, die ihre Krankheit besiegt haben, die Mobilisierung von Körper, Geist und Seele in den Mittelpunkt ihrer Heilung.

Eine Gemeinsamkeit nach der anderen ergab sich aus den Interviews. Im Jahr 1988 faßte ich diese Prinzipien zum ersten Mal zusammen und machte eine einfache Aufstellung, die jeder verstehen und sich zunutze machen konnte. Durch Hunderte weiterer Interviews hat sich dieses Konzept inzwischen weiter ausgearbeitet. Die Seminare der *Cancer Conquerors Foundation* haben es ermöglicht, daß bis heute Zehntausende von Krebspatienten diese Prinzipien als Wegweiser nutzen konnten, als strategischer Plan zu besserer Gesundheit und einem erfüllteren Leben.

Die acht Prinzipien

Bevor wir zu den «50 Ersten Hilfen» kommen, möchte ich die grundlegenden Prinzipien erläutern, denen überlebende Krebspatienten übereinstimmend folgten. Aus den Interviews mit ihnen ergaben sich die folgenden acht Bereiche:

1. Die medizinische Behandlung

Die überwiegende Mehrheit der Patienten, die eine Krebserkrankung überlebt haben, unterzog sich einer konventionellen schulmedizinischen Behandlung. Deren Methoden sind im wesentlichen Chirurgie, Chemotherapie oder Hormontherapie und Bestrahlungen. In vielen Fällen werden diese Behandlungen miteinander kombiniert.

Ich war sehr überrascht, als ich das feststellte, aber auch ermutigt. Ich hatte erwartet, daß Überlebende sich unkonventioneller Heilverfahren bedienen würden, irgendwelcher exotischer Diäten oder «geheimer» Wundermittel. Ja, es gab durchaus einige, die sich solchen unorthodoxen Ansätzen verschrieben hatten. Aber die große Mehrheit, über 95 Prozent, entschied sich für eine schulmedizinisch anerkannte Behandlung.

Ein wesentlicher Punkt, der überlebende Krebspatienten auszeichnet, ist aber auch, daß sie bei ihrer Behandlung die Verantwortung für sich nicht einfach an die Ärzte abgeben. Wenn Sie in diesem Buch weiterlesen, werden Sie feststellen, daß diese Menschen die Organisation ihrer gesamten medizinischen Behandlung selbst in die Hand nehmen und verantworten. Sie wählen Ärzte, zu denen sie Vertrauen haben, und entscheiden sich für die Therapien, von denen sie überzeugt sind. Überlebende Krebspatienten beteiligen sich aktiv an jeder Entscheidung. Sie achten darauf, daß sie umfassend informiert werden und sämtliche Optionen genau verstehen.

Die wichtigste Gemeinsamkeit überlebender Krebspatienten ist, daß sie die Verantwortung für ihre Gesundheit und ihre Behandlung selbst in die Hand nehmen. Das ist der Eckpfeiler jeder Strategie, wieder gesund zu werden.

2. Überzeugungen und Einstellungen

Überlebende Krebspatienten entscheiden sich für Überzeugungen und Einstellungen zu ihrer Krankheit, die ihnen guttun. Die grundlegende Überzeugung lautet: *Krebs ist kein Todesurteil.* Es ist traurig, aber wahr, daß Krebs und Tod weitgehend immer noch für Synonyme gehalten werden. Überlebende Krebspatienten sehen das ganz anders.

Die meisten von ihnen sind allerdings auch keine Menschen, die die Welt um jeden Preis durch die rosarote Brille sehen, ohne den Tatsachen ins Auge zu blicken. Ihnen ist eher ein erfrischender Skeptizismus eigen gegenüber einfachen Lösungen, die nichts weiter fordern als eine «positive Einstellung». Überlebende sind handfeste Realisten, Menschen, denen völlig klar ist, welche Bedeutung Krebs für ihr Leben haben kann. Nur sehr wenige pflegen die Haltung, die besagt: «Kein Problem. Mir geht es gut. Es wird alles wieder in Ordnung kommen.» Das ist Verdrängung.

Statt dessen anerkennen überlebende Krebspatienten die Wahrheit, nämlich daß ihre Erkrankung bedeuten kann, bald zu sterben – oder auch nicht. Mit dieser Einstellung geht eine vollkommen andere Perspektive einher als mit der übertrieben positiven Haltung einerseits oder der hoffnungslos negativen andererseits. Überlebende denken «Ja, es kann sein, daß ich sterbe. Aber es kann auch sein, daß ich überlebe. Und ich werde meine Zeit, wie lang sie auch sein mag, nutzen, um so gut zu leben, wie ich kann.» Selbst Krebspatienten mit der schlechtesten Prognose müssen sich zuerst für diese Überzeugung entscheiden. Das Überleben der Prognose ist dann eine mögliche Folge davon.

Langfristig überlebende Krebspatienten sind außerdem überzeugt von der medizinischen Behandlung, der sie sich unterziehen. Sie bieten den landläufigen Vorstellungen, denen zufolge Krebstherapien unwirksam und potentiell mit schädlichen Nebenwirkungen verbunden seien, die Stirn. Sie glauben an die Wirksamkeit ihrer Behandlung. Sie sind überzeugt davon, daß die Nebenwirkungen minimal sein werden und sie mit ihnen fertig werden können. Diese Überzeugungen und Einstellungen sind der Schlüssel, und dieses Buch soll Ihnen helfen, sie zu verstehen und bei Ihrer eigenen Behandlung einzusetzen.

Überlebende halten noch eine weitere Überzeugung für entscheidend: Sie glauben, daß ihre aktive persönliche Beteiligung für den Heilungsprozeß absolut wesentlich ist. Sie sind davon überzeugt, daß Gesundheit kein Zufall ist, sondern Arbeit erfordert. Und sie begreifen es als ihre persönliche Verantwortung, das Gesundwerden zur obersten Priorität in ihrem Leben zu machen. Im Augenblick ist Gesundwerden wichtiger als alles andere. Überlebende Krebspatienten sind einhellig davon überzeugt, daß das, was sie tun, einen entscheidenden Unterschied ausmacht.

In diesen Überzeugungen und Einstellungen steckt viel Kraft. Sie tragen dazu bei, sich nicht beirren zu lassen in dem Bemühen, die Krankheit zu überleben. Viele der langfristig überlebenden Krebspatienten haben das Gefühl, daß positive Überzeugungen und Einstellungen selbst eine biochemische Wirklichkeit haben, die den Heilungsprozeß befördert. Sie werden diesen Überzeugungen und Einstellungen in diesem Buch durchweg begegnen.

3. Körperliche Bewegung

Fast alle überlebenden Krebspatienten, mit denen ich gesprochen habe, betonten, wie wichtig körperliche Bewegung ist. Sie sind überzeugt, daß körperliche Aktivität eine entscheidende Rolle in ihrem Heilungsprozeß gespielt hat, ob sie nun schwimmen, Fahrrad fahren oder laufen. Am meisten überrascht haben mich die Patienten, die an ein Krankenhausbett oder einen Rollstuhl gefesselt oder sonstwie in ihrer Bewegung eingeschränkt waren. Sie machten im Bett Dehnübungen, hoben in ihrem Rollstuhl Gewichte und taten alles Erdenkliche, um ihren körperlichen Bedürfnissen zu ihrem Recht zu verhelfen. Ihr Beispiel ist überaus motivierend.

Ich selbst mußte mich am Anfang meiner Krebserkrankung mit meiner Unsportlichkeit auseinandersetzen. Nach der Überzeugung, daß Heilung möglich war, messe ich heute körperlicher Bewegung an zweiter Stelle das Verdienst zu, mich auf den Weg der Heilung gebracht zu haben. Es war nicht einfach. Ich war schwach und abgemagert und auf dem Tiefpunkt meiner Energie. Dennoch begann ich mit Dehnübungen und Armkreisen, gerade soviel, bis ich einen Zuwachs an Energie spürte. Dann begann ich, regelmäßig zu gehen, wobei ich darauf achtete, die Richtlinien zur allmählichen Steigerung der Energie zu befolgen, die Sie auf den folgenden Seiten finden werden. Bald begriff ich aus eigener Erfahrung, was ich von anderen Überlebenden gehört hatte: «Du mußt die Verantwortung für deinen Körper übernehmen und deinem Körper befehlen, sich zu bewegen.»

Sie werden erkennen, daß körperliche Bewegung, eine Aktivität, die Ihnen Spaß macht, ein wichtiger Teil Ihres Weges zur Überwindung einer Krebserkrankung ist.

4. Lebenssinn und Lebensfreude

Überlebende Krebspatienten haben das Gefühl, gebraucht zu werden. In ihren Augen hat ihr Leben einen Sinn, und es gelingt ihnen, ein Gleichgewicht herzustellen zwischen diesem Lebenssinn und Aktivitäten, die ihnen Spaß bringen. Dieses Thema ist überlebenden Krebspatienten sehr wichtig, in meinen Gesprächen mit ihnen kam immer wieder die Rede darauf.

Das Gefühl, gebraucht zu werden und erwünscht zu sein, kommt in mancherlei Weise zum Ausdruck. Immer wieder wurde gesagt, wie wichtig es ist, für andere dazusein. Dabei spielt die Familie eine bedeutende Rolle: «Sie könnten ohne mich nicht zurechtkommen.» Außerdem betrachten viele das Erreichen bestimmter Ziele oder Ereignisse als wichtigen Beitrag zu einem erfüllten Leben: «Ich beschloß, bei der Hochzeit meiner Tochter dabeizusein.» Die meisten Überlebenden können dabei durchaus das Gefühl, gebraucht zu werden, unterscheiden von übertriebener Abhängigkeit. Nur wenige leiden unter einem «Helfersyndrom» oder haben das Gefühl, sich für andere aufopfern zu müssen. Vielmehr empfinden sie es als Privileg, andere in sinnvoller Weise unterstützen zu können. Und indem sie anderen helfen, helfen sie sich selbst; sie verstärken so das Gefühl, gebraucht zu werden und erwünscht zu sein.

Langfristig überlebenden Krebspatienten gelingt es oft sehr gut, die ernsteren Seiten des Lebens mit den vergnüglichen auszubalancieren. Viele können völlig in einer Sache aufgehen, die ihnen Freude bereitet. Diese außergewöhnlichen Menschen haben alle möglichen Hobbies, die ihnen Spaß machen. Viele von ihnen züchten Blumen und Pflanzen oder bauen Gemüse an – Männer wie Frauen, Stadt- wie Landbewohner. Die Hobbygärtner äußerten, daß sie tiefe Befriedigung empfinden, wenn sie sehen, wie durch ihre Bemühungen neues Leben wächst. Mir kommt es so vor, als sei das Pflegen von Pflanzen eine Metapher für das, was sie selbst mit ihrer Krankheit und ganz allgemein in ihrem Leben erfahren.

Eine Balance von sinnstiftenden und spielerischen Aktivitäten ermöglicht, sich auch dann noch ein Stück Normalität zu bewahren, wenn Ängste und Verzweiflung angesichts der Krebserkrankung übermächtig zu werden drohen.

5. Beziehungen

Menschen, die eine Krebserkrankung überlebt haben, investieren mehr Zeit und Energie in Beziehungen, in denen sie Unterstützung finden, und weniger Energie in Beziehungen, die ihnen nicht guttun. Das klingt vielleicht wie eine ganz allgemein sinnvolle Lebensmaxime, aber die Implikationen, die damit verbunden sind, haben nach Ansicht der Betroffenen eine zentrale Rolle für ihr Überleben gespielt.

Gute Beziehungen zu Freunden, Verwandten, Liebhabern, Ehepartnern, Kindern, Arbeitgebern, Kollegen, Angestellten können uns Kraft geben und uns aufbauen. Fehlende oder schlechte menschliche Beziehungen demoralisieren uns, «ziehen uns herunter». Überlebende Krebspatienten sind sensibel für Beziehungen, sie überprüfen, vielleicht zum ersten Mal in ihrem Leben, wie sie mit anderen Menschen auskommen. Und nicht selten legen sie Beziehungen vorübergehend «auf Eis», vor allem, solange sie sich noch in medizinischer Behandlung befinden. Das bedeutet nicht, daß Überlebende automatisch «schädliche» Menschen für alle Zeiten aus ihrem Leben verbannen. Ganz sicher aber bedeutet es, emotional weniger in solche Beziehungen zu investieren.

Eine Krebserkrankung gibt auch die Gelegenheit, berufliche Beziehungen zu überprüfen. Das gleiche gilt für Freunde und die Familie. Überlebende untersuchen aktiv ihr gesamtes soziales Netz.

Oft sind Veränderungen die Folge. Tatsächlich spielt sich in diesem Bereich ein großer Teil der Arbeit am Heilungsprozeß ab.

In einem größeren Rahmen gehören auch Selbsthilfegruppen in das Netz sozialer Unterstützung. Überlebende von Krebserkrankungen wissen, wie wichtig gegenseitige Hilfe ist, sie haben sie lange praktiziert, bevor Selbsthilfegruppen modern wurden. Heute gibt es so viele verschiedene Krebs-Selbsthilfegruppen, daß jeder, der Unterstützung sucht, einer solchen Gruppe beitreten kann. Überlebende betrachten Selbsthilfegruppen als einen Bestandteil ihres Heilungsprozesses.

6. Ernährung

Überlebende Krebspatienten stellen ihre Ernährung um. Fast übereinstimmend bestätigen sie, daß die Ernährung einen überaus wichtigen Beitrag zur Heilung leistet. Allerdings sind sie sich keineswegs einig darüber, wie die Ernährungsumstellung aussehen sollte.

Überlebende Krebspatienten essen mit großer Aufmerksamkeit. Sie stopfen Essen nicht mehr achtlos und je nach Laune in sich hinein, vielmehr bemühen sie sich, ihren Körper nach physiologischen Maßstäben mit den richtigen Nährstoffen zu versorgen. Überlebende essen hochwertige Nahrungsmittel, die in der Nahrungskette ganz unten stehen, das heißt möglichst wenig bearbeitet sind. Sie bevorzugen frisches Obst, frisches Gemüse und Vollkornprodukte. Außerdem läßt sich bei überlebenden Krebspatienten ein deutlich geringerer Fleischkonsum, insbesondere von rotem Fleisch, feststellen. Viele stellen ihre Ernährung auf vegetarische Kost um.

Viele überlebende Krebspatienten nehmen Vitamin- und Mineralstoffpräparate, allerdings gibt es große Unterschiede hinsichtlich der Auswahl solcher Nahrungszusätze und ihrer Dosierung. Viele nehmen hohe Dosierungen der unterschiedlichsten Zusätze ein, andere hingegen kommen mit einem Multivitaminpräparat pro Tag aus.

Was die Ernährung betrifft, kann ich von keinem Konsens berichten. Aber so unterschiedlich sich die überlebenden Krebspatienten ernähren, in einem sind sie sich einig: Sie sind zutiefst davon überzeugt, daß eine Änderung der Ernährungsgewohnheiten ein weiterer Schritt ist, den sie gehen müssen, um wieder gesund zu werden. Und diese Einstellung ist entscheidend.

7. Geistige Kreativität

Überlebende Krebspatienten setzen ihre geistigen Fähigkeiten ein, um gesund zu werden. Im Rahmen eines umfassenden Behandlungsprogramms arbeiten viele mit Techniken wie Affirmationen, Meditation und Phantasiereisen. Sie setzen bestimmte Meditationstechniken ein, um die Symptome der Krankheit zu lindern, um mit den Nebenwirkungen einer Behandlung besser fertig zu werden oder um ihre emotionale Befindlichkeit zu verbessern.

Ich finde es erstaunlich, wie viele überlebende Krebspatienten mit der Affirmationstechnik arbeiten, um ihre Gefühle unter Kontrolle zu halten. In unserer Kultur bekommen wir beigebracht, daß positive Gefühle erwünscht sind, negative Gefühle jedoch nicht. Überlebende Krebspatienten gehen genauer mit Gefühlen um. Sie können offenbar alle ihre Gefühle annehmen, positive wie negative. Überlebende Krebspatienten sind meist Realisten, sie erkennen, daß der Weg zur Heilung von Krebs mit ungeheuren emotionalen Berg- und Talfahrten verbunden ist. Deshalb akzeptieren sie die Gefühle, die sie auf dieser emotionalen Achterbahn erleben.

Aber sie bleiben nicht in diesen Gefühlen stecken. Sie sind fähig, über negative Emotionen hinauszuwachsen, indem sie ihren Verstand zu Hilfe nehmen und sich darauf konzentrieren, positiv im Augenblick zu leben. Sie lassen nicht zu, daß ein Aufruhr von Gefühlen ihr Leben beherrscht, sondern bemühen sich, mit Hilfe von Affirmationen Trost zu finden oder die Kontrolle über sich wiederzuerlangen.

Affirmationen sind oft einfach Sätze oder Verse; ich werde Ihnen in diesem Buch einige Beispiele dafür genauer vorstellen und Ihnen zeigen, wie Sie sie selbst für Ihre Heilung einsetzen können. Überlebende Krebspatienten betrachten ihre geistigen Fähigkeiten als wichtige Kraftquelle, die sie für ihre Heilung mobilisieren können.

8. Spiritualität

Überlebende Krebspatienten entwickeln eine spirituellere Lebensauffassung. Sie sehen ihr Leben anders als vor ihrer Berührung mit dem Tod. Viele Krebspatienten konzentrieren sich völlig auf ihren von Krankheit gepeinigten Körper, oder sie trauern Lebensträumen nach, die hoffnungslos zerstört wurden. Überlebende aber können erkennen, wie viel die einfachen Dinge des Lebens wert sind, die ihnen trotz ihrer Krankheit mühelos zugänglich sind.

Eine spirituellere Lebenseinstellung ist nicht unbedingt eine Frage der Reiligion; viele wollen mit traditionellen Religionen und ihren Doktrinen und Glaubensbekenntnissen nichts zu tun haben. Die Art von Spiritualität, die man bei überlebenden Krebspatienten beobachten kann, hat nichts mit irgendwelchen schönfärberischen Gemeinplätzen aus alten Zeiten zu tun. Spiritualität bedeutet für sie eine radikale, wenn auch heitere Reaktion auf die Welt. Das Ziel ist, inneren Frieden zu finden. Und in dem Bemühen um dieses Ziel steckt eine Menge Potential zum Heilen.

Die Umsetzung der acht Prinzipien

Die genannten acht Prinzipien sind alle gleich wichtig, aber sie haben nicht immer gleichzeitig Priorität. Hierbei spielt der Zeitpunkt eine wichtige Rolle: Wenn man gerade die Diagnose mitgeteilt bekommen hat, ist man meist ausschließlich mit Fragen der medizinischen Behandlung beschäftigt. Das ist nur recht und billig. Wenn erst einmal die Entscheidung für eine Behandlung gefallen ist, legen die meisten Patienten den Schwerpunkt darauf, ihre Ernährung zu überprüfen und an den ihr zugrundeliegenden Überzeugungen und Einstellungen zu arbeiten. Erst später werden sie ihre Beziehungen oder ein anderes Prinzip in den Mittelpunkt ihrer Bemühungen stellen.

Jeder Krebspatient stellt im Rahmen dieser acht Prinzipien seinen oder ihren eigenen Plan zusammen. Ein jedes dieser Prinzipien hat

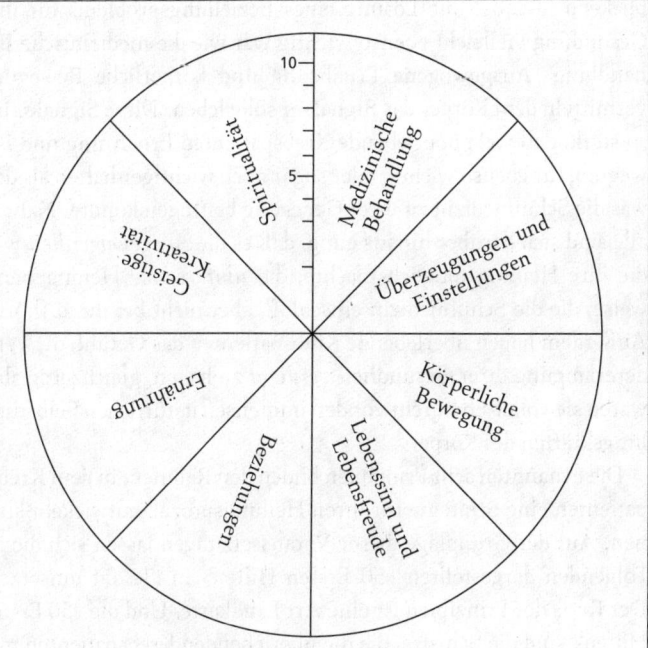

Beurteilen Sie sich selbst:
Wenn Sie alle acht Prinzipien gelesen und durchdacht haben, betrachten Sie dieses Diagramm und geben Sie sich für jeden Bereich Punkte. Dabei ist 10 die höchste, 1 die niedrigste Punktzahl. Was sagt das über Ihre Gesundheit und über Ihren Heilungsprozeß aus? Legen Sie eine Lesepause ein und denken Sie darüber nach, was diese Analyse bedeutet.

seine Zeit. In den seltensten Fällen nur nehmen überlebende Krebspatienten großangelegte Veränderungen in allen acht Bereichen vor. Wer versuchte, zu schnell zu viel zu verändern, scheiterte oft und mußte von vorn anfangen.

Die meisten überlebenden Krebspatienten jedoch räumten jedem Prinzip seinen Platz in ihrem Genesungsprogramm ein, auch wenn sie nicht alle zu jeder Zeit gleich wichtig waren. Viele stellen rückblickend fest, daß die Lösung eines Beziehungsproblems für ihre Gesundung vielleicht ebenso wichtig war wie die medizinische Behandlung. Ausgewogene Ernährung und körperliche Bewegung vermitteln dem Körper das Signal, er solle leben. Diese Signale sind so stark, daß viele überlebende Krebspatienten Ernährung und Bewegung für ebenso wichtig oder sogar noch wichtiger halten als das, was die Schulmedizin zu ihrer Genesung beitragen konnte. Nahezu alle sind sich darüber hinaus einig, daß es die *Ausgewogenheit* war, die ihre Heilung möglich machte, die *umfassende* Herangehensweise, die die Schulmedizin einschloß, aber nicht bei ihr aufhörte. Außerdem haben überlebende Krebspatienten das Gefühl, die Wiedererlangung ihrer Gesundheit *verdient* zu haben, gleichzeitig aber waren sie voller Ehrfurcht vor den immensen natürlichen Selbstheilungskräften des Körpers.

Die genannten acht Prinzipien bilden den Rahmen, in dem Krebspatienten eine Strategie für ihren Heilungsprozeß entwickeln können. Auf der Grundlage dieser Voraussetzungen lassen sich die im Folgenden dargestellten «50 Ersten Hilfen» in die Tat umsetzen. Der Kreis der Prinzipien ist eine Art Landkarte. Und die «50 Ersten Hilfen» sind die Schritte, die die überlebenden Krebspatienten machen, während ihnen diese Karte die Richtung weist.

Teil II

Die 50 Ersten Hilfen

Drittes Kapitel

Ihre Behandlung

Wenn bei Ihnen Krebs diagnostiziert wurde, sollte Ihre oberste Priorität darin bestehen, die beste Behandlung zu finden, die die Schulmedizin anzubieten hat. Allerdings ist dazu mehr nötig, als einfach nur zu einem Arzt zu gehen und zu sagen «Behandeln Sie mich».

Die Entscheidungen, die Sie treffen müssen, bevor Sie Ihre Einwilligung zu einer Behandlung geben, gehören zu den wichtigsten Entscheidungen Ihres Lebens. Wenn Sie sich jetzt auf den Weg machen, wieder gesund zu werden, sollten Sie der Route folgen, die sich für Tausende überlebender Krebspatienten bewährt hat.

1

Bitte keine Panik

Ihnen wurde mitgeteilt, daß Sie Krebs haben. Ich habe tiefstes Mitgefühl mit Ihnen und kann Ihre Gefühle nur zu gut verstehen. Erst stehen Sie unter Schock, dann werden Sie von Ängsten bestürmt. Im nächsten Augenblick sind Sie wütend, wenn auch nicht ganz sicher, auf wen. Dann kommen Schuldgefühle und Überlegungen wie «Habe ich mir das selbst zuzuschreiben?» Dazu kommen noch all die Fragen, die jetzt Ihre Gedanken beherrschen: «Werde ich bald sterben?», «Wieviel Zeit bleibt mir noch?», «Was wird aus meiner Familie?» Und so weiter und so weiter. Vermutlich herrscht in Ihrem Kopf manchmal völliges Chaos.

Bleiben Sie ruhig. Versuchen Sie, nicht in Panik zu geraten. Ich weiß, das ist leichter gesagt als getan, aber Sie sollten sich bewußt machen, daß Panik vernünftigem und positivem Handeln nur im Weg steht. Krebs ist eine ernst zu nehmende Krankheit, aber er ist *nicht notwendigerweise tödlich*. Sie können sich durchaus erlauben, sich etwas Zeit zu nehmen. Anders als bei einem Herzinfarkt oder bei einer verletzten Arterie ist es bei Krebs nicht erforderlich, sofort, in diesem Augenblick etwas zu unternehmen. Sie sollten diese Tatsache allerdings keineswegs mißverstehen und gar nichts tun. Machen Sie sich jedoch klar, daß eine sofortige Reaktion aus Furcht oder Panik nicht nur *nicht* erforderlich ist, sondern sogar schädlich sein kann. Hören Sie für einen Augenblick auf, Ihren durcheinanderwirbelnden Gedanken nachzuhängen. Gerade im Anfangsstadium ist es wichtig, klare Entscheidungen zu treffen, um sicherzustellen, daß Ihre Krankheit richtig behandelt wird. Unkontrollierte Panik schadet nur.

Panik ist eine Reaktion, die sich im Kopf abspielt. Sie ist das Ergebnis dessen, was Sie über Krebs denken. Wir können sie getrost und durchaus treffend als Schwarzseherei bezeichnen – in Ihren Gedanken malen Sie sich die schlimmstmöglichen Folgen der gegenwärtigen Situation aus. Versuchen Sie hingegen, die Emotionen nur einen Augenblick lang objektiv zu betrachten, bietet sich ein völlig anderes Bild. Die heftige Panik, von der nahezu jeder Krebspatient immer wieder ergriffen wird, ist in Wirklichkeit nichts anderes als das, was man sich vorstellt, es sind in die Zukunft projizierte Ängste. *Panik ist eine Projektion und keine reale Kraft.* Aber wir bestehen nicht nur aus unseren Ängsten. Unsere Ängste müssen nicht maßgeblich sein für unsere Zukunft. Das zu erkennen ist von entscheidender Bedeutung.

Wenn Sie spüren, wie Angstgefühle in Ihnen hochsteigen, bemühen Sie sich darum, sie unvoreingenommen zu betrachten. Beobachten Sie sie. Versuchen Sie, die Ängste vor Ihrem geistigen Auge Gestalt annehmen zu lassen. Anstatt sich als Opfer zu begreifen, das hoffnungslos in einem Netz der Verzweiflung zappelt, werden Sie zum Beobachter. Wenn Sie Ihren Geist aus dem inneren Kampf heraushalten, ihn zuschauen und sich entspannen lassen, werden Sie bald erleben, wie Ihre Gefühle sich beruhigen.

Stellen Sie sich dann vor, Sie hätten das besondere Talent, Probleme effektiv zu lösen, und wären gerade inmitten eines sehr wichtigen Entscheidungsprozesses. Es ist an Ihnen, klare Entscheidungen zu treffen.

Das können Sie tun

Setzen Sie sich bequem hin. Atmen Sie tief durch. Sprechen Sie laut: «Krebs bedeutet nicht den Tod.» Beobachten Sie Ihre Gefühle. Distanzieren Sie sich als Person von den panischen Gefühlen, die Sie vermutlich empfinden. Diese unkontrollierte Panik sind nicht Sie, auch wenn Sie Panik *erleben*. Das sind zwei grundverschiedene Dinge. Lesen Sie die beiden folgenden Abschnitte in diesem Buch und handeln Sie danach!

2

Übernehmen Sie die Verantwortung

Wer ist die wichtigste Person in Ihrem Team? Manche Menschen meinen, das sei ihr Hausarzt. Andere halten ihren Onkologen dafür, manche jemanden vom Krankenhauspersonal, wieder andere eine Pflegeperson oder den Ehepartner.

Die bei weitem wichtigste Person in Ihrem Gesundheits-Team aber sind Sie selbst! *Sie* sind krank. *Sie* müssen daran arbeiten, wieder gesund zu werden. *Sie* sind die Person, um die es geht. *Sie* sind es, die oder der die Verantwortung trägt.

Nur zu häufig geben Patienten die Verantwortung an andere ab. Bei Elisabeth, einer 38jährigen Hausfrau, war metastasierender Brustkrebs festgestellt worden. Eine Behandlung brachte nicht den erwünschten Erfolg, Elisabeth war deshalb sehr entmutigt. Ihr Arzt versicherte ihr immer wieder: «Wir tun alles, was in unserer Macht steht. Vertrauen Sie uns.»

Eines Tages überlegte sich Elisabeth, ob sie den unbefriedigenden Verlauf dieser Behandlung hinnehmen sollte oder ob sie etwas anderes ausprobieren wollte. Sie rief in einer vier Autostunden entfernt liegenden Klinik an, die auf Krebsbehandlungen spezialisiert war, und verabredete einen Termin. Die Ärzte dort empfahlen ihr eine andere Therapie. Elisabeth nahm die empfohlenen Medikamente mit nach Hause, um sich dort von ihrem Arzt damit behandeln zu lassen. «Die Sache selbst in die Hand zu nehmen, das war der Wendepunkt», erklärte Elisabeth – inzwischen gesund – vier Jahre nach dieser kühnen Entscheidung.

Betrachten Sie sich als Trainer einer Mannschaft, zum Beispiel einer Fußballmannschaft. Ihre Aufgabe besteht darin, Sie wieder gesund zu machen. Dazu brauchen Sie einen starken Stürmer, in vielen Fällen ist das der Arzt. Aber Sie brauchen in Ihrer Mannschaft noch viele andere: einen Torwart, Mittelfeldspieler und so weiter. Setzen Sie diese analog mit Onkologen, technischen Assistenten, Angehörigen, Freunden und Selbsthilfegruppen. Und Sie sind als Trainer der- oder diejenige, der entscheidet, wer zu welchem Zeitpunkt eingesetzt wird.

Vielen Patienten fällt es sehr schwer, sich so zu sehen. Sie haben gelernt, eine andere Haltung einzunehmen. Herkömmlicherweise spielen Patienten im Gesundheitswesen eine passive Rolle, sie machen alles, was ihnen von den Ärzten empfohlen wird. Wir werden nicht ermutigt, Empfehlungen zu hinterfragen, sondern eher, uns ihnen zu unterwerfen. Diese passive Haltung bringt nichts. Entscheiden Sie sich jetzt, die Verantwortung zu übernehmen!

Das können Sie tun

Überlegen Sie, wer zu Ihrer Mannschaft dazugehört. Wer ist der Trainer? Wer sind die Mitspieler? Verlassen Sie sich ausschließlich auf eine Person, obwohl viele Menschen mithelfen könnten? Arbeiten alle im Team mit Ihnen zusammen, oder haben Sie das Gefühl, als arbeiteten manche gegen Sie? Eine Frau beschrieb ihre Erfahrungen so: «Jedesmal, wenn ich zum Arzt gehe, habe ich das Gefühl, Feindesland zu betreten.» Wenn Sie das ebenso empfinden, sollten Sie daran denken, sich nach einem anderen Arzt umzusehen. Denken Sie daran: Es geht um Sie! Sie tragen die Verantwortung!

3

Stellen Sie Ihrem Arzt Fragen

Es ist sehr wichtig für Sie, daß Sie Ihre Krankheit ganz genau verstehen. Der Arzt, der die Diagnose gestellt hat, muß die folgenden Fragen beantworten. Und Sie sollten die Antworten *aufschreiben*.

1. Welche Art von Krebs habe ich genau?

   ----

2. Hat er sich über die primäre Körperregion hinaus ausgebreitet? Wenn ja, wohin?

   ----

3. Wie sind Sie zu dieser Diagnose gekommen?

   ----

4. Gibt es irgendwelche Hinweise darauf, daß ein zweiter pathologischer Befund notwendig ist?

   ----

5. Empfehlen Sie zusätzliche Untersuchungen? Was genau wird mit den Tests untersucht?

_____

_____

6. Wie sicher sind Sie, daß die Untersuchungsergebnisse und die daraus resultierende Diagnose richtig sind?

_____

_____

7. Welche Behandlungsmöglichkeiten gibt es? Welche empfehlen Sie?

_____

_____

8. Werden Sie beim Onkologischen Konsultationsdienst der Kassenärztlichen Vereinigung* oder dem Krebsinformationsdienst Informationen über den Typ und das Stadium meiner Krebserkrankung anfordern und mit mir durchsprechen?

_____

_____

9. Welchen Arzt empfehlen Sie mir, um eine zweite Meinung einzuholen?

_____

_____

10. Haben Sie eine Facharztausbildung als Onkologe?

_____

* Kassenärztliche Vereinigung – Körperschaft des öffentlichen Rechts, Humboldtstr. 56, 22083 Hamburg

Als Krebspatient sind Sie Konsument. Die Entscheidung, wer Ihnen eine Behandlung verschreibt und verabreicht, unterscheidet sich gar nicht so sehr von anderen wichtigen Entscheidungen. Die Konsequenzen Ihrer Entscheidung allerdings weichen grundlegend von denen eines Autokaufs, zum Beispiel, ab. Sie haben das Recht, ja die Pflicht, Ihrem Arzt Fragen zu stellen, so wie Sie es als aufgeklärter Konsument bei jedem Einkauf tun würden. Die Antworten auf Ihre Fragen aber sollten Sie sorgfältiger abwägen als bei jeder anderen Entscheidung, die Sie je getroffen haben. Dann wird sich klären, welche Optionen Ihnen offenstehen, und Sie können sich für die beste Behandlung entscheiden.

Überlebende Krebspatienten sind aktive Patienten. Sie stellen Fragen. Werden auch Sie aktiv!

Das können Sie tun

Lassen Sie sich die obengenannten Fragen heute noch beantworten! Notieren Sie sich die Antworten in dem Heft, in das Sie alles eintragen, was mit Ihrer Krankheit zu tun hat. Stellen Sie dieselben Fragen, wenn Sie einen anderen Arzt konsultieren.

4

Holen Sie eine zweite Meinung ein

Holen Sie sich von einem Onkologen, einem Krebsspezialisten, eine zweite Meinung ein. Wenn möglich, noch bevor Sie mit irgendeiner Behandlung anfangen.

Die zweite Meinung sollte von einem Arzt stammen, der nach Möglichkeit nichts mit dem zu tun hat, der die erste Diagnose gestellt hat. Vielleicht sollten Sie sich sogar an eine andere Klinik wenden. Bitten Sie den Arzt, der Sie zuerst untersucht hat, um die vollständige Kopie Ihrer Krankenakte. Nehmen Sie die Akte mit oder lassen Sie sie dem zweiten Arzt vor Ihrem Besuch zuschicken.

«Ich habe durchaus eine zweite Meinung eingeholt», berichtete die 55jährige Katharina, die an Brustkrebs erkrankt war, «aber der zweite Arzt teilte sich die chirurgische Praxis mit dem ersten. Sie sagten beide, eine radikale Brustentfernung sei notwendig. Und bis heute frage ich mich, ob ich nicht besser dran gewesen wäre, wenn nur der Knoten entfernt und anschließend bestrahlt worden wäre.»

Katharina hätte in zweierlei Hinsicht mit einer zweiten Meinung bessere Erfahrungen machen können: Erstens wäre sie besser beraten gewesen, wenn sie einen Onkologen konsultiert hätte. Fachärzte für Onkologie sind Krebsspezialisten, sie haben täglich mit der Diagnose und Behandlung von Krebs zu tun. Von einem Onkologen können Sie erwarten, daß er für jeden Typus und jedes Stadium einer Krebserkrankung die neuesten Behandlungsmöglichkeiten kennt. Die beiden Ärzte, mit denen Katharina sprach, waren Chirurgen und hatten ihre Praxis beide im selben Gebäude wie ihr Hausarzt. Als Chirurgen haben sie mit den verschiedensten Krankheiten zu tun, nicht nur mit Krebs.

Zweitens wäre Katharina besser gedient gewesen, wenn sie einen Arzt um eine zweite Meinung gebeten hätte, der mit dem ersten nichts zu tun hatte. Ärzte stellen nicht gern die Diagnose oder die Behandlungsempfehlung eines anderen in Frage, insbesondere wenn sie mit ihm oder ihr befreundet sind, sich eine Praxis teilen, zusammen arbeiten oder sich in der Hierarchie einer Klinik oder einer Praxis in einer untergebenen Position befinden. Die Entscheidungen können von allen möglichen Faktoren beeinflußt werden. Robert, ein junger Onkologe, der in der Praxis eines anderen Onkologen ein Sprechzimmer gemietet hatte, gestand: «Wir hatten an diesem Nachmittag gerade über die Miete verhandelt, als er mir einen Patienten schickte, der um eine zweite Meinung bat. Ich wollte meinen Vermieter nicht verärgern, und so stimmte ich seinen Behandlungsempfehlungen einfach zu.»

Das Beispiel mag sich weit hergeholt anhören, aber diese Geschichte ist leider wahr. Das beste ist, einen Facharzt für Onkologie um eine zweite Meinung zu bitten, der in einer anderen Praxis, einem anderen Krankenhaus oder sogar in einer anderen Stadt arbeitet als der Arzt, der die Erstdiagnose stellte.

Sie können sich wegen einer zweiten Meinung auch an ein Tumorzentrum wenden; Adressen erhalten Sie bei der Deutschen Krebshilfe (Anschrift s. S. 169). Wenn ein solches Zentrum zu weit für Sie entfernt ist, wäre eine Klinik mit einer großen onkologischen Abteilung eine gute Alternative.

Eine zweite Meinung einzuholen bedeutet keinesfalls, daß die ursprüngliche Diagnose nicht stimmt oder daß die empfohlene Behandlung nicht richtig ist. Aber bei einer Sache von so großer Bedeutung sollten Sie das Wissen und die Überlegungen nicht nur einer Person in Anspruch nehmen. Außerdem lernen Sie andere Ärzte kennen, und das wird Ihnen helfen zu entscheiden, welches Team schließlich Ihre Behandlung durchführen soll.

John war 62, als bei ihm Darmkrebs festgestellt wurde. Sein zuständiger Arzt war Chirurg. An dem Tag, als die Ergebnisse seiner zweiten Testserie eintrafen, rief der Arzt John zu sich, bestätigte seine ursprüngliche Diagnose und sagte: «Sie sind für morgen

14 Uhr zur Operation eingeteilt. Seien Sie früh um acht Uhr dreißig im Krankenhaus.» Zum Glück hatte John den Mut zu sagen: «Langsam, langsam!», ging los und holte sich bei einem Onkologen eine zweite Meinung ein.

Dieser Onkologe bestätigte die Diagnose unabhängig vom ersten Arzt. Auch er riet zu einer Operation. Also ging John wieder zu seinem Chirurgen, der ihn mit der sarkastischen Bemerkung empfing: «Das habe ich Ihnen doch gleich gesagt. Was ist los, trauen Sie mir etwa nicht?» John machte auf dem Absatz kehrt, verließ die Praxis dieses Arztes, fand einen anderen Chirurgen, und heute geht es ihm gut.

Das können Sie tun

Lassen Sie sich noch heute einen Termin geben, um eine zweite Meinung einzuholen! Dies ist eines der wichtigsten Dinge, die Sie tun können. Übergehen Sie diesen Schritt auf keinen Fall. Handeln Sie jetzt gleich!

5

Nutzen Sie alle Informationsquellen

Sie haben einen wichtigen Verbündeten, und Sie finden ihn am anderen Ende der Telefonleitung. Der Krebsinformationsdienst (KID) im Deutschen Krebsforschungszentrum Heidelberg bietet unter der Nummer 06221/410121 Informationen über den aktuellen Stand des Wissens über Krebsforschung, Krebsdiagnostik, Behandlung, Nachsorge und Krebsverhütung. Der Informationsdienst ist kostenlos.

Außerdem können Sie bei der Deutschen Krebshilfe in Bonn Broschüren («Die blauen Ratgeber») über verschiedene Krebsarten und andere wissenswerte Themen wie Ernährung und Früherkennung anfordern.

Wenn Sie es mit einem Krebs zu tun haben, von dem die Ärzte sagen, er würde auf herkömmliche Behandlungsmethoden nicht ansprechen, bitten Sie den KID um Informationen über laufende experimentelle Therapien.

Das können Sie tun

Rufen Sie noch heute den Krebsinformationsdienst an! Lassen Sie sich von der Deutschen Krebshilfe und der Gesellschaft für biologische Krebsabwehr (Adressen auf S. 169) Informationsmaterial schicken!

6

Lesen Sie Statistiken richtig

Nick, der Lungenkrebs hat, brachte die Gefühle der meisten Krebspatienten über Statistiken auf den Punkt: «Wenn ich mir diese Zahlen ansehe, erschrecke ich zu Tode.»

Sie werden Statistiken sehen oder davon hören, in denen detailliert verzeichnet ist, wie häufig eine bestimmte Krebsart vorkommt, wie hoch die Sterberate und die Fünfjahres-Heilungsrate sind. Lassen Sie sich von diesen Statistiken auf keinen Fall lähmen. Entscheidend ist, wie Sie auf diese Zahlen reagieren.

Statistiken messen Häufigkeiten. Und sie können auf sehr unterschiedliche Weise interpretiert werden. Statistiken sagen aber nichts über einen Einzelfall aus, auch nicht über Ihren Fall.

Kurz nach meiner zweiten Operation bekam ich eine Broschüre in die Hand, die gespickt war mit Tabellen, Statistiken und Graphiken für jede Art von Krebs. Wie unter Zwang las ich all diese Informationen. Die Zahlen für metastasierenden Lungenkrebs klangen alles andere als verheißungsvoll. Als ich über das, was ich gelesen hatte, nachdachte, war ich voller Angst, deprimiert und verzweifelt, denn ich war sicher, daß mir ein baldiger Tod bevorstünde.

Einige Tage später betrachtete ich diese Statistiken von neuem und stellte fest, wie viele Menschen überleben. Und ich fragte mich, wie sie das angestellt hatten und ob ich nicht von ihnen lernen könnte.

Ganz egal, wie schwierig Ihre Situation ist, Sie müssen sich klarmachen, daß es bei jeder Krebsart eine gewisse Überlebensrate gibt. Diese Tatsache ist von weitreichender Bedeutung. Und sie ist der Grund für berechtigte Hoffnung. Denn die Frage lautet jetzt: «Was kann ich tun, um meine Chancen so weit wie möglich zu verbessern, um auf der richtigen Seite der Statistik aufzutauchen?»

Mit diesem Buch haben Sie bereits angefangen, eine Antwort auf diese Frage zu finden.

Das können Sie tun

Interpretieren Sie Statistiken im Hinblick auf Zeichen von Fortschritt und Hoffnung. Beschließen Sie, sich nach der Überzeugung zu richten, daß Hoffnung Ihr wichtigster Verbündeter ist und daß Sie in die Statistik als Überlebende(r) eingehen werden.

7

Lassen Sie sich über alle
Behandlungsmöglichkeiten aufklären

Ihr Onkologe wird Ihnen erklären, welche Behandlung in Ihrem besonderen Fall eingesetzt werden soll, sie richtet sich nach dem Typus und dem Stadium Ihrer Erkrankung. Normalerweise lassen sich alle Krebstherapien einer der drei folgenden Kategorien zuordnen: Operation, Chemo- oder Hormontherapie und Strahlentherapie. Für Krebsarten, die weiter fortgeschritten sind oder auf herkömmliche Behandlungsformen einfach nicht ansprechen, gibt es als vierte Kategorie experimentelle Therapien.

Operationen sind die häufigste Behandlungsform, um Krebs zu bekämpfen. Operative Maßnahmen bei Krebs dienen der Durchführung von Biopsien, der Entfernung bösartiger Tumore oder der Schmerzlinderung. Eine Operation ist oft der erste Schritt einer umfassenden Behandlung. Bei manchen Krebstypen und in manchen Stadien der Erkrankung ist eine Operation nicht angemessen oder möglich. Wenn Ihnen gesagt wurde, der Krebs sei inoperabel, verzweifeln Sie nicht. Machen Sie sich klar, daß *inoperabel* nicht *unheilbar* bedeutet.

Von großer Bedeutung ist, für welchen Chirurgen Sie sich entscheiden. Wenn Ihr Onkologe eine Operation vorschlägt, liegt die Entscheidung, wer die Operation durchführen soll, bei Ihnen. Erkundigen Sie sich bei Ihrem Onkologen, ob er Ihnen einen Chirurgen empfehlen kann, der viel Erfahrung mit der für Sie wichtigen Operationsmethode hat, oder aber eine Klinik kennt, die auf diese Operation spezialisiert ist.

Eine *Chemotherapie* ist eine Krebsbehandlung mit Medikamenten. Verwandt mit der Chemotherapie ist die Hormontherapie, die auch oft in Verbindung mit einer Chemotherapie eingesetzt wird. Die Medikamente sollen verhindern, daß Krebszellen sich rasch reproduzieren, sie können Krebszellen sogar zerstören. Chemotherapien oder Hormontherapien werden entweder in Form von Tabletten verabreicht, die oral eingenommen werden müssen, oder in flüssiger Form, dann werden sie intramuskulär oder intravenös gespritzt. Die Medikamente werden entweder täglich, wöchentlich oder monatlich verabreicht, die Behandlung dauert in einigen Fällen ein paar Monate, in anderen lebenslang.

Viele Krebsarten reagieren sehr gut auf eine Chemotherapie. Die Nebenwirkungen, früher die Hauptangst der Patienten, lassen sich heute viel besser kontrollieren, außerdem sind sie von Patient zu Patient sehr verschieden. Um unerwünschte Nebenwirkungen so gering wie möglich zu halten, sollten Sie in diesem Buch unter «36» (S. 124 f.) nachlesen, wo beschrieben wird, was Sie dagegen tun können.

Die Verabreichung einer Chemotherapie ist mehr eine Kunst denn eine exakte Wissenschaft. Wenn Ihr Onkologe Ihnen zu einer Chemotherapie oder Hormonbehandlung rät, fragen Sie nach *Chemo Sensitivity Testing*. Dabei werden Gewebsproben im Labor chemisch untersucht. Schon vor Beginn der Behandlung läßt sich so herausfinden, welche Behandlung in einem speziellen Fall die wirksamste ist, und die Behandlung wird dann sozusagen maßgeschneidert. Seien Sie auf Veränderungen im Behandlungsprogramm gefaßt; es ist bei einer Chemotherapie üblich, verschiedene Medikamente und verschiedene Kombinationen von Medikamenten auszuprobieren. Auf diese Weise versucht der Onkologe, die Wirksamkeit der Behandlung zu verbessern.

Bei einer *Strahlentherapie* sollen die Krebszellen mit Röntgen- oder Gammastrahlen zerstört werden, so daß sie sich nicht mehr teilen und vervielfältigen können. In den meisten Fällen wird die Strahlentherapie mit einem Strahlengerät durchgeführt. Allmählich setzen sich jedoch auch lokale Strahlentherapien durch. Dabei wird das radioaktive Material operativ in die betroffene Körperregion eingepflanzt. Erkundigen Sie sich beim Krebsinformationsdienst oder der Kassenärztlichen Vereinigung danach, welche Praxis oder Klinik in Ihrer Nähe nach den neuesten Erkenntnissen arbeitet.

Chirurgie, Chemo- bzw. Hormontherapie und Strahlentherapie sind die wichtigsten «konventionellen» Behandlungsformen bei Krebs. Sie sind wissenschaftlich am besten erforscht und weithin anerkannt. Fragen Sie Ihren Onkologen, welche Rolle jede dieser Möglichkeiten in Ihrem besonderen Fall spielen kann.

Alle Krebsformen sind behandelbar. Selbst in fortgeschrittenen Fällen gibt es Therapien, meist befinden die sich allerdings noch im Experimentierstadium. Wenn der Krebs in Ihrem Fall nicht auf eine der herkömmlichen Behandlungsformen anspricht, fragen Sie nach biologischen *Response Modifiers*, Knochenmarkstransplantation und Überwärmungstherapie. Es ist Ihr Recht, über alle Behandlungsmöglichkeiten umfassend aufgeklärt zu werden. Gründliche Information wird Ihnen das notwendige Wissen vermitteln und die Kraft geben, die klügste Entscheidung für Ihre Behandlung zu treffen.

In meinen Interviews mit Hunderten von überlebenden Krebspatienten berichtete mir die überwältigende Mehrheit, daß sie eine schulmedizinische Therapie begonnen und zu Ende geführt hatte. Es stimmt nicht, daß sich überlebende Krebspatienten in großer Zahl alternativen, unkonventionellen Heilverfahren zuwenden. Ende der 80er Jahre schätzte eine Untersuchung der obersten amerikanischen Gesundheitsbehörde, daß bis zu 40 Prozent aller Krebspatienten durch unkonventionelle Behandlungsformen Heilung suchte. Möglicherweise trifft das für die gesamte Population von Krebspatienten zu, was ich allerdings bezweifle. Ganz eindeutig aber trifft es *nicht* auf diejenigen zu, die eine Krebserkrankung überlebten. Tatsache ist, daß die große Mehrheit der langfristig Überlebenden sich für eine schulmedizinische Behandlung entschieden hat – sie lassen sich operieren und / oder bestrahlen, unterziehen sich einer Chemo- oder Hormontherapie. Oft werden diese Behandlungen kombiniert, und in vielen Fällen bilden sie nur die Grundlage eines umfassenderen Therapieplans. Überlebende Krebspatienten *ergänzen* schulmedizinische Behandlungen oft mit Ansätzen, wie sie in diesem Buch vorgestellt werden. Ich möchte Ihnen dringend empfehlen, es ebenso zu halten. Mit einer solchen Kombination haben Sie heute die besten Aussichten, Ihre Krebserkrankung zu überleben.

Im Gegensatz zu dem, was oft über Krebsbehandlungen gesagt wird, stehen Ihnen einige hervorragende Möglichkeiten zur Verfügung. Sie müssen sich über die einzelnen Therapieformen genau informieren, um zu einer Entscheidung zu kommen, welche oder welche Kombination Ihnen die besten Dienste leisten kann. Wenn Sie diese Entscheidung in Absprache mit Ihrem Onkologen fällen, können Sie sicher sein, daß Sie das Beste für sich getan haben. Ihre Chancen, gesund zu werden, haben Sie damit schon entscheidend verbessert.

Das können Sie tun

Bitten Sie Ihren Onkologen, Ihnen die Therapien, die für Ihren besonderen Fall in Frage kommen, gründlich zu erklären. Fragen Sie, ob er Ihnen eine Operation, Chemo- bzw. Hormontherapie oder Strahlentherapie empfehlen würde und welche. Notieren Sie sich diese Informationen. Bevor Sie allerdings Ihre Einwilligung zu einer bestimmten Behandlung geben, wartet noch weitere Arbeit auf Sie.

8

Prüfen Sie Ihr Vertrauen in Ihren Arzt

Nur wenige Patienten können objektiv beurteilen, ob ihr Arzt oder Onkologe sein Fach versteht. Wir können uns ansehen, welche Erfahrungen andere Patienten mit ihren Ärzten gemacht haben, aber als Laien haben nur die wenigsten die medizinischen Vorkenntnisse, um entscheiden zu können, ob ein bestimmter Arzt in der Lage ist, einen bestimmten Fall mit Erfolg zu behandeln. Aber wir können etwas anderes beurteilen, das für den Heilungsprozeß enorm wichtig sein kann, auch wenn es dafür keine objektiven Kriterien gibt: Das Maß an Vertrauen, das wir einem Arzt oder einer Ärztin entgegenbringen, können wir intuitiv erfassen.

Anna, eine erfolgreiche, berufstätige Frau, erkrankte an Eierstockkrebs. Bis der Krebs endlich entdeckt wurde, hatten sich bereits Metastasen gebildet, und die Prognose war schlecht. Anna verfügte über keine objektiven Kriterien, nach denen sie sich ihre behandelnden Ärzte hätte aussuchen können.

Anna konsultierte sieben verschiedene Onkologen. Jedesmal ging sie mit ihrer Krankenakte in die Sprechstunde und bat um ein etwa zwanzigminütiges Gespräch mit dem Arzt. Alle sieben fragte sie, was sie ihr, vorausgesetzt die Diagnose sei korrekt, raten würden.

Die Anworten, die sie bekam, hatte sie alle mehr oder weniger erwartet, und sie lauteten alle ziemlich gleich. Das war immerhin tröstlich. Noch tröstlicher aber waren die menschlichen Qualitäten eines bestimmten Arztes. Er versuchte durch Fragen herauszufinden, wieviel Vertrauen Anna zu einer Behandlung hatte. Auf der Grundlage ihrer Antworten und dem Ausmaß ihres Vertrauens gab er seine Empfehlungen. Anna entschied sich für diesen Arzt.

Annas Entscheidung lag weniger irgendein objektiver Maßstab über das medizinische Können des Arztes zugrunde, als vielmehr ihr Vertrauen, ihr Glaube an einen bestimmten Menschen und die Behandlung, die er vorschlug. Sie folgte ihrer Intuition.

Natürlich dürfen Sie nicht außer acht lassen, daß das fürsorgliche Verhalten eines Arztes am Krankenbett nur selten den Mangel an medizinischer Kompetenz ausgleichen kann. Aber es gibt eine direkte Korrelation zwischen dem Vertrauen, das jemand in seine Ärzte hat, und der Wahrscheinlichkeit, gesund zu werden. Und menschliche Fähigkeiten bilden die Grundlage dieses Vertrauens. Worum es Ihnen hier gehen sollte, ist ein ausgewogenes Verhältnis von beidem.

Das können Sie tun

Überprüfen Sie, wieviel Vertrauen Sie zu den Medizinern haben, die Sie behandeln. Das ist besonders wichtig, wenn Sie sich für eine bestimmte Therapie entscheiden müssen. Wenn Ihre Gefühle gegenüber Ihren Ärzten und deren Behandlungsempfehlungen mehr von Zweifeln als von Zuversicht geprägt sind, dann ist es an der Zeit, entweder mehr Zutrauen zu fassen oder sich andere Ärzte zu suchen.

Achten Sie darauf, sich bei diesem Thema soviel Zeit zu lassen, wie Sie brauchen. Ich schlage Ihnen vor, jetzt eine Pause einzulegen und über diesen wichtigen Schritt nachzudenken. Fahren Sie mit der Lektüre fort, wenn Sie sich ausgeruht haben.

9

Suchen Sie eine Behandlung,
die Sie überzeugt

Evelyn wurde von ihrem Arzt gerade zu einer aggressiven Chemotherapie geraten, für die ein Krankenhausaufenthalt notwendig wäre.

Evelyn hatte Angst vor einer solchen Behandlung. Der qualvolle Krebstod ihrer Schwiegermutter, die eine Chemotherapie durchgemacht hatte, war ihr noch lebhaft im Gedächtnis. Die Chemotherapie schien schlimmer zu sein als die Krankheit selbst. Evelyn hatte sich damals geschworen, sie würde nie eine Chemotherapie machen, sollte sie Krebs bekommen. Und jetzt stand ihr genau das bevor, was sie am meisten fürchtete.

Evelyn sah sich nach anderen, nicht-schulmedizinischen Behandlungsmöglichkeiten um. Unter anderem konsultierte sie einen Naturheilkundler, der eine Kombination aus Kräuter- und Überwärmungstherapie vorschlug. Dabei soll die Wärme helfen, die Krebszellen abzutöten. Diese Form der Behandlung kam ihr weniger schädlich vor, sie ist weniger invasiv, aber Evelyn befürchtete nun, daß sie sich zu weit von der Schulmedizin entfernen würde.

Dann ging Evelyn zu einem anderen Onkologen. Nachdem sie ihm ihre Ängste und das Ergebnis ihrer Bemühungen um eine alternative Therapie erklärt hatte, empfahl ihr dieser Arzt eine Hormontherapie. Evelyn wurde versichert, eine Hormontherapie habe in den meisten Fällen weniger schädliche Nebenwirkungen als eine Chemotherapie. Aber die Hormontherapie war der ursprünglich empfohlenen und wirksameren Chemotherapie unterlegen.

Zwischen diesen drei unterschiedlichen Therapiemöglichkeiten hin- und hergerissen erkannte Evelyn schließlich, daß sie am meisten von einer kombinierten Behandlung überzeugt war. Ihre Hartnäckigkeit führte dazu, daß sie schließlich eine experimentelle Technik fand, die eine geringer dosierte Chemotherapie mit Hyperthermie (Überwärmung) verband. Und auf eigene Faust stellte sie sich eine Nahrungsergänzung aus Kräutern zusammen. Sie beschloß, die Hormontherapie in Reserve zu halten, für den Fall, daß sie sie brauchen würde.

Selbstverständlich kann man Evelyns Vorgehen nicht verallgemeinern. Aber für den Erfolg einer Behandlung ist es wichtig, den eigenen Überzeugungen zu folgen. Heute, elf Jahre nach der Diagnose, befindet sich Evelyns Krebs in Remission, und sie führt ein erfülltes und glückliches Leben.

Das können Sie tun

Bevor Sie sich einer Behandlung unterziehen, nehmen Sie sich Zeit, um ein paar Fragen zu beantworten: «Glaube ich wirklich, daß ich das Richtige tue?» «Nehme ich etwa nur den Weg des geringsten Widerstands?» Wenn Sie nicht an Ihre Behandlung glauben können, *wehren Sie sich!* Sehen Sie sich nach einer Behandlung um, von der Sie überzeugt sein können.

10

Überdenken Sie Ihre Entscheidung

Wenn Sie sorgfältig jedem der bisher vorgestellten Schritte gefolgt sind, werden Sie bemerken, daß Sie nur Informationen über Behandlungsmöglichkeiten gesammelt, aber noch keine Entscheidung getroffen haben. Nun ist der Zeitpunkt gekommen, zu dem Sie ein letztes Mal systematisch alle Möglichkeiten überprüfen, bevor Sie den Rubikon überschreiten.

Gleichen Sie alle Informationen ab. Stimmen die Auskünfte überein, die Sie von

- dem Arzt, der die Diagnose stellte,
- dem Onkologen, bei dem Sie eine zweite Meinung einholen,
- dem telefonischen Krebsinformationsdienst oder der Deutschen Krebshilfe erhalten haben?

Die Empfehlungen dieser drei Seiten sollten in den wesentlichen Punkten übereinstimmen. Stimmen alle drei überein, können Sie wahrscheinlich ohne Probleme eine Entscheidung fällen.

Stimmen die Empfehlungen der beiden Ärzte und das, was Sie telefonisch oder schriftlich aus anderer Quelle erfahren haben, jedoch nicht überein, ist Ihre Informationssammlung noch nicht abgeschlossen. Sie sollten auf jeden Fall von qualifizierter und unabhängiger Stelle eine *weitere Meinung* einholen. Glauben Sie mir, der damit verbundene zeitliche und finanzielle Aufwand lohnt sich.

Viele Mediziner mokieren sich über ein solches Vorgehen. Machen Sie sich auf Einwände gefaßt wie: «Sie verschwenden wertvolle Zeit, in der Sie sich darum kümmern sollten, Ihre Krankheit zu heilen.» Oder, etwas wohlwollender: «Ihre Behandlungsempfehlungen werden sich nur geringfügig unterscheiden.» Ich bin da ganz anderer Meinung.

Sehr seltene Fälle ausgenommen, sind die paar Tage, die man braucht, um eine dritte oder vierte Meinung einzuholen, die Wartezeit durchaus wert. Ihr Interesse als Patient ist es, die bestmögliche Behandlung zu erfahren. Sie sollten also schon erwarten, daß die Empfehlungen im wesentlichen, wenn nicht gar völlig, übereinstimmen.

Terry ist mit 47 Jahren an einem Lymphom erkrankt. Er holte *acht* unterschiedliche Meinungen ein, bevor er sich für eine Behandlung entschied. Terry war entschlossen, die bestmögliche Behandlung für sich zu finden, und das war offensichtlich eine weise Entscheidung: Er ist nicht nur noch am Leben, sondern gilt auch als gesund.

Viele Patienten wenden, wenn sie Terrys Geschichte hören, ein, ihre Krankenversicherung würde eine dritte Meinung nicht bezahlen.* Da kann ich nur antworten: «Na und?» Meine hat auch nicht gezahlt. Aber ich habe die Dienste der qualifizierten Spezialisten mit Freude selbst bezahlt, damit sie mir halfen, die optimale Behandlung für mich zu finden. Entwickeln Sie eine ähnliche Einstellung. Lassen Sie sich in diesem Punkt nichts von der Versicherung vorschreiben. Leihen Sie sich das Geld im Notfall lieber, oder erkundigen Sie sich, ob Sie vom Härtefonds der Deutschen Krebshilfe Unterstützung bekommen können. Wenn sich die Empfehlungen, die Sie erhalten haben, widersprechen, gibt es jetzt in Ihrem Leben nichts, was wichtiger wäre.

Wenn Sie sich eindeutig für eine bestimmte medizinische Behandlung entschlossen haben und Vertrauen in Ihre Wahl haben, dann ist es an der Zeit, eine weitere Entscheidung zum zweiten Mal zu überprüfen: Fühlen Sie sich wohl bei den Menschen, die Sie behandeln werden, und an dem Ort, wo die Behandlung stattfinden soll?

---

* In Deutschland übernehmen gesetzliche Krankenkassen, Ersatz- und Privatkassen die Kosten, wenn eine Überweisung vorliegt (Anm. d. Red.).

June, eine alleinerziehende Mutter, war Anfang 50, als sie Eierstockkrebs bekam. Die Behandlung, zu der sie das meiste Vertrauen hatte, wurde ihr von Ärzten in einer Krebsklinik empfohlen, zu der sie über eine Stunde auf einer überfüllten Autobahn hätte fahren müssen. Sie hätte während der Dauer der Behandlung einmal in der Woche in diese Klinik kommen müssen. Die lange Autofahrt aber stellte für June ein Problem dar. Sie wollte nicht zu Stoßzeiten im Verkehr stecken, außerdem hätte ein Freund oder Verwandter sie fahren müssen. Und sie fühlte sich in dem Teil der Stadt, wo die Klinik lag, nicht ganz sicher.

June sprach offen mit dem Onkologen, der für ihren Fall zuständig war, über diese Probleme. Der Arzt reagierte einfühlsam und verständnisvoll. Es gelang ihm, mit einer Klinik, die nur zehn Minuten von Junes Wohnung entfernt lag, zu verabreden, daß ihre wöchentliche Behandlung dort stattfinden konnte, so daß sie nur noch einmal im Monat in die Krebsklinik kommen mußte. Bis heute ist June der Überzeugung, daß die Wahl eines anderen Behandlungsortes ein wichtiger Faktor bei ihrer erfolgreichen Heilung war. Sie ist ein weiteres ermutigendes Beispiel dafür, was sich mit Fragen und einem bestimmten Auftreten erreichen läßt.

Sind Sie wirklich von der empfohlenen Behandlung überzeugt? Sind Sie überzeugt, daß Sie die besten Empfehlungen erhalten haben, die Sie bekommen können? Um überzeugt sein zu können, brauchen Sie ein gewisses Maß an Sicherheit. Es gibt zwar keine Garantien, aber die Behandlung selbst und die Menschen, die sie ausführen werden, sollten Ihnen so weit wie möglich die Sicherheit vermitteln, das Richtige zu tun.

Ich habe Hunderten von Krebspatienten geholfen, sich bei der Analyse der verschiedenen Behandlungsmöglichkeiten zurechtzufinden. Unvermeidlich taucht dabei die Frage auf: «Was hat es mit den zahlreichen alternativen Behandlungsmethoden auf sich?» Und immer wieder empfehle ich ausdrücklich die folgende Vorgehensweise: *Zunächst* sollten Sie alle konventionellen Behandlungsmöglichkeiten ausschöpfen. Operation, Chemo- bzw. Hormontherapie und Bestrahlungen sind das erste, wovon in den allermeisten Erfolgsberichten überlebender Krebspatienten die Rede ist. Und *dann*, wenn die konventionellen Behandlungsmethoden keinen Erfolg versprechen oder nicht das gewünschte Ergebnis bringen, dann können Sie sich mit experimentellen Behandlungsformen, klinischen Versuchen oder nicht-schulmedizinischen Therapien beschäftigen. Sie sollten sich jedoch folgendes klarmachen: Die meisten alternativen (nicht-schulmedizinischen) Behandlungsformen gehen von anderen Voraussetzungen aus als die, die in offiziellen klinischen Versuchen wissenschaftlich untersucht wurden. Deshalb sollten sie erst als allerletzte Möglichkeit in Betracht gezogen werden. Sie sollten sicher sein, daß Sie alle Mittel, die die Schulmedizin Ihnen anzubieten hat, wirklich ausgeschöpft haben. So wenigstens sind die verfahren, die eine Krebserkrankung überlebt haben – und von ihrem Beispiel sollten Sie lernen.

Lassen Sie sich Zeit, um über diese wichtigen Entscheidungen nachzudenken. Lassen Sie sich von niemandem unter Druck setzen und zu einer Entscheidung nötigen, mit der Sie sich vielleicht nicht wohl fühlen. Wenn Ihnen übereinstimmend zu einer bestimmten Therapie geraten wird und die Menschen, die Sie behandeln werden, Ihr Vertrauen haben und Sie mit Überzeugung sagen können, daß dies der Weg ist, den Sie jetzt beschreiten wollen, dann, und erst dann, sind Sie bereit, den nächsten Schritt zu tun.

Das können Sie tun

Nehmen Sie Ihr Notizheft zur Hand und überdenken Sie sorgfältig und systematisch Ihre Therapieentscheidung. Gönnen Sie sich eine weitere Pause. Überlegen Sie!

11

Entscheiden Sie sich!

In einer Entscheidung steckt Kraft. Ohne die Kraft einer definitiven Entscheidung führen sämtliche Überlegungen der Welt ins Leere.

Ihr Heilungsprozeß besteht aus vielen kleinen und großen Entscheidungen. Der Entschluß zu einer Behandlung ist eine große Entscheidung, denn diese Wahl wird in mancherlei Weise darüber bestimmen, wie Ihr gesamtes Leben verlaufen wird. Jetzt ist die Zeit der Entscheidung gekommen.

Eine Entscheidung ist der Funke, der eine Zündung auslöst. Bis Sie eine Entscheidung treffen, geschieht gar nichts.

Eine solche Entscheidung zu treffen erfordert Mut. Aber wenn Sie sich der Tatsache stellen, daß Sie Krebs haben, dann sorgfältig Ihre «Hausaufgaben» machen und schließlich entscheiden, welchen Weg Sie gehen wollen, wird Ihnen das auch viel Kraft geben. Ohne Ihren Mut wird das Problem sich nicht lösen.

Entscheiden Sie sich! Versuchen Sie nicht, sich durchzulavieren oder eine Entscheidung nur in Teilen zu treffen. Jetzt ist es an der Zeit, einen festen Standpunkt zu beziehen auf der einen oder anderen Seite, die Zeit, eine Verpflichtung ohne Wenn und Aber einzugehen.

Ja, Sie werden Ihre Entscheidung überdenken. Sie werden sich andere Möglichkeiten vorbehalten, natürlich. Aber jetzt ist der Augenblick gekommen, sich zu sagen: «Auf diese Weise werden wir den Berg bezwingen! Packen wir es an!»

Eine Entscheidung befreit von vielen Unsicherheiten, deren Ursache Angst, Zweifel und Befürchtungen sind. Es besteht ein gewisses Risiko, ja. Aber wenn man keine Entscheidung trifft und hofft, daß sich alles auf wunderbare Weise zum Guten wenden wird, ist das Risiko wesentlich größer.

Entscheiden Sie sich. Sie haben die dazu notwendige Arbeit getan. Die Wahl einer Behandlung ist keine Glückssache. Ihre Entscheidung ist der Höhepunkt sorgfältiger und beharrlicher Nachforschungen. Jetzt ist die Zeit gekommen, zu handeln.

Entscheidungen erwecken die inneren Kräfte zum Leben. Spüren Sie, wie ein Teil von Ihnen zum Leben erwacht? Nähren Sie dieses Gefühl. Hegen und pflegen Sie es. Es ist die Lebenskraft, die in Ihnen für Sie arbeitet und Ihnen hilft, wieder gesund zu werden.

Entscheiden Sie sich. Erst kommt die Entscheidung, dann folgt das Resultat. Entscheiden Sie sich hier und heute. In diesem Augenblick! Entscheiden Sie sich!

Das können Sie tun

Entscheiden Sie sich *jetzt* für eine Behandlung. Und spüren Sie, wieviel innere Kraft eine Entscheidung hervorbringt.

12

Prüfen Sie,
wozu Sie Ihre Einwilligung geben

Allen Entscheidungen für eine Behandlung sollte – muß – eine umfassende Aufklärung des Patienten oder seines gesetzlichen Vertreters vorausgehen. Das bedeutet, daß Ihnen alle Risiken, die mit einer Operation, der Narkose oder einem anderen Verfahren verbunden sind, genau erklärt werden, und zwar in einer Sprache, die jeder Laie ohne weiteres verstehen kann.

Man wird Sie bitten, eine Einwilligungserklärung zu unterschreiben. *Unterschreiben Sie niemals ein unausgefülltes Formular!* Achten Sie darauf, daß darauf genau beschrieben wird, wie verfahren werden soll, und Sie es vollständig verstanden haben. Sie haben das Recht, Einschränkungen auf diesem Dokument festzuhalten. Sie können streichen, womit Sie nicht einverstanden sind. Zum Beispiel habe ich auf einer meiner Einwilligungserklärungen eine Zeile gestrichen, in der ich zustimmen sollte, daß die Operation, bei der ein Teil meiner Lunge entfernt wurde, auf Video aufgezeichnet würde.

Sie haben auch das Recht, eine Behandlung abzulehnen. Ein Erwachsener, der im Vollbesitz seiner geistigen Fähigkeiten ist, kann eine Behandlung verweigern, selbst wenn das zu seinem Tod führt. Nancy zum Beispiel wurde während einer Behandlung gegen Lungenkrebs schwanger. Ihr wurde geraten, die Behandlung fortzusetzen, aber sie hatte starke Bedenken wegen der möglichen Schäden für ihr ungeborenes Kind. Sie entschloß sich, die Behandlung bis nach der Geburt zurückzustellen. Sie machte Gebrauch von ihrem Recht, eine Einwilligung zu verweigern.

Achten Sie darauf, daß Sie voll und ganz verstanden haben, zu was Sie Ihre Einwilligung geben. Gary, ein ehemaliger Pilot, hatte das Gefühl, daß irgend etwas mit ihm nicht stimmte, denn er fühlte sich seit einiger Zeit ständig schwach. Außerdem hatte er in sechs Monaten über zwanzig Pfund abgenommen, ohne weniger zu essen. Er hatte einfach keinen Hunger, berichtete er. Und er fühlte sich, als hätte er ständig leicht erhöhte Temperatur. Dann stellte Gary eine Schwellung in seinem Unterbauch fest. Schließlich ging er zum Arzt, der eine ganze Reihe von Tests anordnete. Er wurde gründlich untersucht, so gründlich wie noch nie in seinem Leben: Röntgenaufnahmen seiner Lunge, Computer-Tomographie, Bluttests, Urinuntersuchungen und vieles andere mehr. Nachdem sich der Arzt mit anderen Spezialisten besprochen hatte, teilte er Gary schließlich mit, er habe die Hodgkin-Krankheit.*

Gary unterschrieb eine Einwilligungserklärung zu einer Laparotomie. Er nahm an, das sei nichts weiter als eine Gewebsentnahme zu Untersuchungszwecken. Gary berichtete: «Es wurde mir so dargestellt, als gehe es einfach um einen weiteren Test, um mit größerer Sicherheit feststellen zu können, wie weit die Krankheit fortgeschritten war. Der Arzt sagte mir, sie müßten wissen, wohin sich der Krebs ausgebreitet hätte. Ich dachte, das sei keine große Sache, und ich würde schon am nächsten Tag aus der Klinik entlassen.»

Tatsächlich ist eine Laparotomie ein chirurgischer Eingriff, eine operative Eröffnung der Bauchhöhle, bei der der Arzt den gesamten Bauchraum untersuchen kann. Es ist eine aufwendige Operation, die nur von einem Team erfahrener Chirurgen durchgeführt werden sollte. Wegen Komplikationen und Infektionen mußte Gary zweieinhalb Wochen im Krankenhaus bleiben. Er trug erhebliche Narben und bleibende Unannehmlichkeiten davon, ohne daß die Ausbreitung der Krankheit bestätigt werden konnte.

---

* Ätiologisch ungeklärte, unbehandelt tödlich verlaufende Krankheit, die ihren Ausgang von Lymphknoten nimmt, auch: Lymphogranulomatose. (Anm. d. Red.)

Gary hatte formal gesehen dem Eingriff zwar zugestimmt, er war aber der Meinung, seine Einwilligung zu etwas völlig anderem gegeben zu haben, nämlich zu einem kleinen harmlosen Eingriff. Mittlerweile bedauert er sehr, daß er nicht nachgefragt hat.

Ihr Arzt ist verpflichtet, Sie umfassend über jeden Eingriff aufzuklären, zu dem Sie Ihre Einwilligung geben müssen. Das bedeutet, Ihnen den Zweck eines Eingriffs zu erklären, seine Risiken, mögliche Alternativen und das Risiko, das besteht, wenn Sie den Eingriff *nicht* durchführen lassen. Lassen Sie sich von dem Fachchinesisch der Mediziner nicht einschüchtern. Achten Sie darauf, daß Ihnen die Informationen in einer Sprache vermittelt werden, die Sie verstehen. Noch wichtiger aber ist, detaillierte Fragen zu stellen, bevor Sie das Einwilligungsformular unterschreiben. Nehmen Sie es nicht hin, wenn der Arzt Ihre Besorgnis nicht ernst nimmt. Wenn er herablassend oder ungeduldig reagiert, suchen Sie sich einen anderen Arzt. Und denken Sie daran, die folgende Frage in Ihren Katalog mit aufzunehmen: «Warum ist dieser Eingriff notwendig?»

Das können Sie tun

Bitten Sie Ihren Arzt, und niemanden sonst (nicht seinen Kollegen, nicht seinen Assistenten, nicht das Pflegepersonal), Ihnen die Risiken, die mit Ihren Untersuchungen und Ihrer Behandlung verbunden sind, genau zu beschreiben. Wägen Sie zwischen den Risiken und dem zu erwartenden Nutzen sorgfältig ab.

13

Glauben Sie an Ihre Behandlung

Glaube und Zuversicht sind mit die wichtigsten Bedingungen für den Erfolg einer Behandlung, auch wenn es sich hierbei um nicht meßbare Größen handelt. Eine positive hoffnungsvolle Einstellung erwächst aus der Überzeugung, die richtige Entscheidung für eine Behandlung getroffen zu haben. Es liegt in Ihrer Hand, an Ihre Behandlung zu glauben und sie voller Engagement durchzuführen.

Rachel und May besuchten beide ein Seminar für überlebende Krebspatienten der *Cancer Conquerors Foundation* in Atlanta. Rachel wurde wegen einer Brustkrebserkrankung operiert und anschließend bestrahlt. Sie ließ die Behandlung eher über sich ergehen mit der Einstellung, keine andere Wahl zu haben.

May bekam einen Monat nach Rachel in etwa die gleiche Diagnose mitgeteilt. May wurde ebenfalls operiert, und anschließend bekam sie Chemotherapie. Aber ihre Einstellung war vollkommen anders als die von Rachel: Sie betrachtete die Medikamente, die sie bekam, als wunderbare, heilende Wirkstoffe, etwas, das sie in ihren Körper aufnahm, damit sie wieder gesund würde. Sie begrüßte ihre Chemotherapie mit offenen Armen!

May ist heute ohne Befund. Rachel kämpft immer noch.

Überlebende Krebspatienten entwickeln Vertrauen in ihre Behandlung und einen starken Glauben daran, den andere Patienten einfach nicht haben. Ich bin überzeugt davon, daß es einen Zusammenhang gibt zwischen dem Glauben an die Behandlung und deren Wirksamkeit. Wie berechtigt dieser Glaube ist, konnte ich oft beobachten. Diese Beobachtungen haben mich Respekt gelehrt, Respekt vor der ehrfurchtgebietenden Kraft des menschlichen Geistes und der menschlichen Seele.

Carola war drei Jahre nach ihrer Erkrankung an Brustkrebs ohne Befund. Dann kehrte die Krankheit wieder. Jetzt hatte sie Metastasen in der Leber und in den Knochen. Ihre Ärzte gaben ihr weniger als ein Jahr zu leben. «Mir war bewußt, daß ich an einem Scheideweg stand», berichtete Carola. «Und als ich erfuhr, daß überlebende Krebspatienten mit Inbrunst an ihre Behandlung glauben, beschloß ich, es ihnen besser gleichzutun.» Heute, nach über fünf Jahren, gilt Carola als gesund.

Mir ist klar, daß dies nur anekdotische Belege sind, die wissenschaftlicher Prüfung nicht standhalten können. Aber ich habe viele Fälle gesehen, wo Überzeugungen und Haltungen, wie die von May und Carola, den entscheidenden Unterschied ausmachten. Für mich ist das Zusammenspiel von Glauben an eine Behandlung und deren Wirksamkeit eine Tatsache.

Ich bin sicher, daß Wissenschaftler und Ärzte die biochemische Realität eines solchen Optimismus eines Tages nachweisen werden. Aber bis es soweit ist, rate ich Ihnen, sich auf keine Debatten einzulassen. Halten Sie es lieber wie die überlebenden Krebspatienten und entwickeln Sie einen unumstößlichen inbrünstigen Glauben an Ihre Behandlung.

Das können Sie tun

Machen Sie sich Ihre Behandlung zu eigen! Betrachten Sie sie als Ihren Freund. Bleiben Sie unerschütterlich in der Überzeugung, daß sie da ist, um Ihnen zu helfen. Glaube und Zuversicht – das ist es, was Sie brauchen!

14

Überwinden Sie die Übelkeit

Etwa die Hälfte aller Krebspatienten, die sich einer Chemotherapie unterziehen, haben mit Übelkeit und/oder Erbrechen zu kämpfen. In den meisten Fällen läßt sich etwas dagegen tun, allerdings müssen Sie etwas herumprobieren. Hier einige Tips:

- Bitten Sie Ihren Onkologen um Medikamente gegen die Übelkeit. Es gibt heute viele verschiedene Präparate, und jeden Tag kommen neue auf den Markt. Manche sind besonders wirksam, wenn sie etwa dreißig Minuten vor dem Essen eingenommen werden.
- Machen Sie Entspannungsübungen (s. «34», Seite 119).
- Nehmen Sie häufiger kleinere Mahlzeiten zu sich. Versuchen Sie es mit sechs Mahlzeiten am Tag.
- Essen Sie bevorzugt fettarme Nahrungsmittel, insbesondere frisches Obst.
- Schränken Sie die Flüssigkeitszufuhr während der Mahlzeiten ein. Trinken Sie eine Stunde vor und eine Stunde nach dem Essen nichts. Achten Sie aber sonst auf eine ausreichende Flüssigkeitszufuhr.
- Klare, kühle Flüssigkeiten sind empfehlenswert. Probieren Sie gekühlte Kräutertees, klare Brühe, Limonade oder Apfelsaft. Oder lutschen Sie Eiswürfel, die Sie auch aus Säften herstellen können. Trinken Sie langsam!
- Essen Sie morgens oder beim ersten Anzeichen von Übelkeit trockene Nahrungsmittel – Knäckebrot, Toast, Cracker oder Popcorn.
- Essen Sie salzige Nahrungsmittel. Vermeiden Sie Süßigkeiten bzw. sehr süßes Essen.

- Legen Sie sich zwei Stunden nach dem Essen nicht hin. Sie können sich auch im Sitzen ausruhen. Oder, wenn Sie sich unbedingt langmachen wollen, stopfen Sie sich ein paar Kissen unter den Kopf, damit er höher liegt als der Körper.
- Manchmal hilft schon ein Lockern der Kleidung oder frische Luft, um Übelkeit zu mildern.

Das können Sie tun
Probieren Sie die oben genannten Vorschläge aus. Sie haben vielen anderen Krebspatienten geholfen.

15

Machen Sie das Beste
aus Ihrem Arztbesuch

Eine freimütige und offene Kommunikation mit allen, die an der Behandlung Ihrer Krankheit beteiligt sind, ist einer der wichtigsten Faktoren im Heilungsprozeß. Sie sollten stets über jeden Schritt informiert sein. Und Sie brauchen eine Rückmeldung über den Verlauf der Behandlung. Aber Informationen und Rückmeldungen kommen meist nicht von allein, Sie müssen sich schon darum bemühen. Es ist sinnvoll, zu jedem Arztbesuch eine Liste mit Fragen parat zu haben: Wenn Symptome weiterhin auftreten oder sich neue hinzugesellt haben, fragen Sie, was das zu bedeuten hat. Wenn Sie unter Nebenwirkungen leiden, fragen Sie. Und wenn Sie aus der Lektüre oder aus Gesprächen mit anderen Patienten Neues erfahren haben, bitten Sie um weitere Informationen.

«Die Röntgenassistentin begann, mich wegen meiner Fragerei aufzuziehen», erzählte ein emeritierter Professor aus Minneapolis, der wegen Prostatakrebs behandelt wurde. «Ich brauchte bloß den Raum zu betreten, da fragte sie schon: Na, was steht heute auf Ihrer Liste, Dr. Nelson? Aber ich war entschlossen, mich an allem, was mit meiner Behandlung zu tun hatte, aktiv zu beteiligen. Deshalb ließ ich mich durch ihre Bemerkungen nicht im geringsten irritieren.»

Seien Sie rückhaltlos ehrlich zu Ihrem Arzt und allen anderen Beteiligten. Ärzte können keine Gedanken lesen. Erzählen Sie ihnen von Ihren Problemen, und bitten Sie sie um ihre Meinung. Bringen Sie einen Angehörigen mit, wenn Sie Schwierigkeiten haben, sich durchzusetzen. Er oder sie kann eine Art Anwalt in Gesundheitsangelegenheiten für Sie sein. Viele Menschen lassen sich von ihren Ärzten einschüchtern. Wenn das auch bei Ihnen der Fall ist, seien Sie sich darüber im klaren und tun Sie sofort etwas dagegen, denn das behindert Sie nur unnötig. Wenn Sie Schwierigkeiten mit den medizinischen Begriffen und Informationen haben, bringen Sie einen Kassettenrecorder mit. Dann können Sie sich die Erklärungen und Ratschläge später nach Belieben wieder anhören.

Ich möchte an dieser Stelle noch einmal ausdrücklich betonen, wie immens wichtig es ist, daß Sie *Fragen stellen*. Wenn Sie über irgend etwas im Zweifel sind, halten Sie Ihre Fragen schriftlich fest und lesen Sie sie während Ihres Arztbesuchs vom Papier ab.

Wenn Sie wirklich das Beste aus Ihren Arztbesuchen machen wollen, gewöhnen Sie sich an, den Menschen, die Sie medizinisch betreuen, Ihren aufrichtigen Dank zum Ausdruck zu bringen. Ein paar Ärzte eines großen Krankenhauses in Pennsylvania beklagten sich einmal bei mir: «Wir bemühen uns so sehr, unseren Patienten zu helfen. Manchmal wünscht man sich schon, sie würden ab und zu einfach mal ‹danke› sagen.» Ich kann mich erinnern, daß ich meinen Onkologen einmal umarmte, weil ich meine Anerkennung zum Ausdruck bringen wollte. Von diesem Tag an wurde ich in seiner Praxis wie eine königliche Hoheit behandelt. Überlegen Sie sich einmal, welch wichtige Rolle diese Menschen in Ihrem Leben spielen, und zeigen Sie ihnen Ihre Anerkennung. Denken Sie daran, auch Ärzte sind Menschen, und ihr Verhalten spiegelt genauso das, was Sie ihnen entgegenbringen, wie umgekehrt.

Das können Sie tun

Notieren Sie alle Fragen, die sich Ihnen stellen, sowie die Antworten, die Sie erhalten, in Ihrem Heft. Ihr Notizbuch sollte immer griffbereit sein. Nehmen Sie es zu allen Ihren Arztbesuchen mit. Wenn Sie sich auf Ihr Gedächtnis verlassen oder Ihre Fragen hier und da auf einzelne Blätter notieren, werden Sie die richtige Information wahrscheinlich nicht zur Hand haben, wenn Sie sie brauchen. Und schreiben Sie nach Ihrem nächsten Arztbesuch ein kleines Dankeschön an das Team, das Sie medizinisch betreut.

16

Führen Sie Buch über Ihre Fortschritte

Im Verlauf einer Behandlung werden Sie immer wieder untersucht, um festzustellen, wie gut die Therapie wirkt. Stellen Sie Fragen über diese Tests, bevor Sie ihrer Durchführung zustimmen. Und bestehen Sie darauf, daß die Ärzte Ihnen die Resultate mitteilen.

Es hebt ungemein die Stimmung, wenn man weiß, daß man Fortschritte macht. Aber auch wenn Sie eine Rückmeldung erhalten, die weniger ermutigend ist, als Sie gehofft hatten, sollten Sie versuchen, diese Information positiv zu sehen. Nehmen Sie sie zum Anlaß, gemeinsam mit Ihrem Arzt über andere Formen der Behandlung nachzudenken. Die Möglichkeiten sind zwar nicht unbegrenzt, aber doch sehr vielfältig. Wenn alle herkömmlichen Therapien erschöpft sind, ist es an der Zeit, sich über experimentelle Therapieformen zu informieren.

Es liegt in Ihrer Hand, den Verlauf Ihrer Behandlung zu überwachen. Warten Sie nicht einfach ab. Fragen Sie!

Das können Sie tun

Bitten Sie Ihren Arzt um Auskunft, wie und wann die Fortschritte Ihrer Behandlung überprüft werden sollen. Und achten Sie darauf, daß das auch geschieht.

Viertes Kapitel

Ihre Lebensgewohnheiten

Vor einigen Jahren wurde eine medizinische Studie veröffentlicht, derzufolge die Lebensgewohnheiten, insbesondere Ernährung, körperliche Bewegung und allgemeine Verhaltensweisen, die der Gesundheit zu- bzw. abträglich sind, zu 61 Prozent für vorzeitige Todesfälle bei Krebs verantwortlich sind. Genetische Faktoren machen nach dieser Statistik 29 Prozent aus, und 10 Prozent der vorzeitigen Todesfälle bei Krebs gehen auf das Konto medizinischer Einrichtungen.* Aus dieser Statistik geht ganz klar hervor, daß den Lebensgewohnheiten im Heilungsprozeß eine elementare Bedeutung zukommt.

Lebensgewohnheiten sind eine Sache der persönlichen Entscheidung. Und es gibt vieles, was jeder einzelne tun kann, um wieder gesund zu werden. Lassen Sie uns im folgenden untersuchen, was Tausende von überlebenden Krebspatienten selbst zu ihrer Heilung beigetragen haben.

---

* *Stanford Heart Disease Prevention Program Newsletter*

17

Leben Sie «gesund»

Gesundheit ist eine Art zu leben, eine Einstellung zum Leben, ein Lebensstil, für den man sich entscheiden kann, um das größtmögliche Maß an vollkommenem Wohl-Befinden zu erreichen.

Gesundheit ist Gleichgewicht. Gesundheit umfaßt Körper, Geist und Seele. Wer gesund lebt, akzeptiert, daß alles, was man denkt, sagt, tut, fühlt und glaubt, Einfluß auf das eigene Wohlbefinden hat, und handelt danach.

Für ein gesundes Leben kann man sich jederzeit entscheiden, in allen Lebensumständen, unabhängig von der körperlichen Verfassung.

Um Krebs zu überwinden, müssen Sie über die körperliche Seite der Krankheit hinausgehen. Ihre geistige, seelische und spirituelle Gesundheit hat wunderbare Auswirkungen auf Ihr Wohlbefinden.

Kelly ist 48 Jahre alt und leitender Angestellter bei einer großen Investment-Firma. Er erkrankte an einem malignen Melanom. «Ich ließ mich operieren und bestrahlen, wie mir empfohlen worden war», sagte Kelly. «Aber ich wußte, wo das eigentliche Problem lag. Ich habe einfach nicht gut genug für mich gesorgt.» Kelly hatte seit Jahren keinen Sport mehr getrieben. Seine Ernährungsgewohnheiten waren beklagenswert. Er haßte seine Arbeit. Und seine Ehe stand kurz vor dem Scheitern.

Wie so viele Überlebende wurde Kelly durch seine Krebserkrankung wachgerüttelt: «Ich erkannte, daß mein Leben in vieler Hinsicht aus den Fugen geraten war. Und ich wußte, daß es an mir liegt, das zu ändern.»

Viele Menschen, die eine Krebserkrankung überlebt haben, brachten ähnliche Empfindungen zum Ausdruck. Sie erkannten in ihrer Krankheit eine Botschaft, die sie zu bestimmten Veränderungen in ihrem Leben aufrief, und sie nahmen ihr Leben in die Hand. Kelly berichtete weiter: «Ich gab meinen Job auf und eröffnete einen Blumenladen, und damit begann mein ganzes Leben zu heilen. Eigentlich ist der Krebs sehr gut für mich gewesen.»

Derartige Entscheidungen umzusetzen und die persönliche Verantwortung für das eigene körperliche und seelische Wohl zu übernehmen, findet man bei Krebsüberlebenden sehr häufig. Das ist auch gemeint, wenn ich von «umfassender Gesundheit» spreche, es geht dabei um eine Art, das eigene Leben zu gestalten, unabhängig davon, wie lang es noch dauert.

Ein solcher Begriff von Gesundheit ist nicht abhängig von irgendwelchen Bedingungen. Ihr Wohlbefinden mag von der Krankheit *beeinträchtigt* sein, aber es bleibt eine Frage der persönlichen Entscheidung, ob Sie zulassen, daß es von der Krankheit *zerstört* wird. Auch wenn man eine lebensbedrohende Krankheit hat, kann man auf höherer Ebene Wohlbefinden entdecken.

Die Entscheidung, «gesund» zu leben, ist sehr wichtig und hat weitreichende Konsequenzen. Sie werden Ihre Gesundheit nie wieder als statischen Zustand betrachten, der einfach danach bemessen wird, ob körperliche Symptome vorhanden sind oder nicht. Vielmehr ist sie ein Ziel, auf das Sie sich zubewegen und wo Sie bleiben möchten. Gesundheit wird so zu einer Expedition, einer Suche nach Möglichkeiten, für das eigene emotionale und spirituelle Wohlergehen zu sorgen und dabei auch die körperlichen Bedürfnisse zu berücksichtigen.

Das können Sie tun

Machen Sie sich auf den Weg zu dieser Forschungsreise. Öffnen Sie sich einem umfassenden Verständnis von Gesundheit. Schreiben Sie in Ihrem Notizbuch einen Schritt nieder, den Sie heute noch gehen können, damit Sie sich wohler fühlen. Notieren Sie dann eine weitere Sache, die Sie heute unternehmen können, um etwas aus Ihrem Leben zu verbannen, das Ihrem umfassenden Wohlbefinden im Weg steht. Handeln Sie jetzt, und tun Sie, was Sie heute tun können. Beschließen Sie, auf einer neuen Ebene gesund zu leben, ganz unabhängig davon, wie lange Sie noch zu leben haben.

18

Handeln Sie unter neuen Gesichtspunkten

Vergleichen Sie die Voraussetzungen, auf denen die Schulmedizin basiert, mit den Vorstellungen eines Gesundheitsbegriffs, der den ganzen Menschen im Blick hat:

Voraussetzungen der Schulmedizin	*Voraussetzungen eines ganzheitlichen Gesundheitsbegriffs*
1. Der Patient vertraut auf die Mediziner und den medizinischen Apparat	1. Der Patient ist selbständig oder sollte Selbständigkeit entwickeln
2. Der Arzt ist Spezialist und hat die Autorität	2. Der Arzt ist Partner im Heilungsprozeß
3. Symptome werden behandelt, nach ihren Ursachen wird nicht weiter gesucht	3. Die Symptome werden behandelt, *und* die tieferliegenden Ursachen werden untersucht
4. Spezialisiert und an den einzelnen Funktionen des Körpers interessiert	4. Ganzheitlich und am ganzen Leben eines Menschen interessiert
5. Der Körper wird als Serie von mechanischen Funktionen begriffen	5. Der Körper wird als System begriffen, das sich ständig in Veränderung befindet

Voraussetzungen der Schulmedizin	Voraussetzungen eines ganzheitlichen Gesundheitsbegriffs
6. In erster Linie geht es um Reparaturen mit Hilfe von Operationen oder Medikamenten	6. Es wird so wenig wie möglich und in einem angemessenen Maß eingegriffen. Wenn möglich, werden nicht-invasive Therapien bevorzugt
7. Schmerzen und Krankheit werden rein negativ betrachtet	7. Schmerzen und Krankheit sind Botschaften, die ihren eigenen Wert haben und nach denen gehandelt wird
8. Geist und Seele sind ein sekundärer Faktor für die Gesundheit	8. Geist und Seele sind mit der wichtigste Faktor für die Gesundheit
9. Körper und Geist sind getrennt	9. Körper und Geist bilden eine Einheit und beeinflussen einander ständig
10. Prävention von Krankheiten beinhaltet im wesentlichen äußere Faktoren: Nicht rauchen, Ernährung, körperliche Bewegung und Ausruhen.	10. Prävention plus umfassendes Wohlbefinden: Harmonische Beziehungen, befriedigende Arbeit, Lebensziele; ein Gleichgewicht von Körper, Geist und Seele.

In diesen Auffassungen steckt eine sehr wichtige Einsicht. Ihre Ärzte können Ihnen nur bei einem Teil Ihres Heilungsprozesses helfen, dem, der die Symptome des Körpers anspricht. Gesundheit aber umfaßt sehr viel mehr. Unser Ziel ist die völlige Gesundheit des ganzen Menschen, und jeder von uns trägt selbst die Verantwortung, diese zu erreichen.

Das können Sie tun

Überdenken Sie die oben beschriebenen Vorstellungen. Kreisen Sie diejenigen ein, an die Sie glauben. Identifizieren Sie sich mit den schulmedizinischen Auffassungen? Oder leuchten Ihnen die Vorstellungen von ganzheitlicher Gesundheit mehr ein? Was bedeutet das für Sie? Womit könnte Ihnen am besten gedient sein?

19

Planen Sie Ihre Gesundheit

Für alle wichtigen Aufgaben im Leben braucht man einen Plan. Und im Augenblick gibt es für Sie keine wichtigere Aufgabe im Leben als die, wieder gesund zu werden.

Gesund zu werden erfordert Arbeit. Leider schieben die meisten Menschen diese Arbeit immer weiter vor sich her in der Vorstellung, dazu sei auch später noch Zeit. Und was passiert? Nur selten, wenn überhaupt, kommen sie je dazu. Und wenn doch, dann erst, wenn für all das gesorgt ist, was ihnen «wichtiger» erscheint.

Gewinnen Sie die Überzeugung, daß es zur Zeit in Ihrem Leben nichts Wichtigeres gibt als die Arbeit an Ihrer Gesundheit. Im Moment müssen Ihre Bemühungen, wieder gesund zu werden, Vorrang haben vor der Familie, Ihrem Beruf, Ihren vielfältigen Aktivitäten und sozialen Verpflichtungen. Ihrer Gesundheit sollten Sie ab sofort absolute Priorität einräumen.

Als ich selbst mich noch mitten im Heilungsprozeß befand, machte ich mir für jede Woche einen genauen Plan. Ein typischer Wochentag sah bei mir so aus:

6.00 Uhr: Aufwachen
6.15 Uhr: Gymnastik
6.45 Uhr: Meditation
7.00 Uhr: Duschen, frühstücken, zur Arbeit fahren
9.00 Uhr: Arbeit
12.00 Uhr: Mittagessen und Meditation
13.00 Uhr: Arbeit
16.30 Uhr: Nach Hause fahren
17.30 Uhr: Meditation

18.00 Uhr: Abendessen
19.00 Uhr: Zeit für die Familie
21.00 Uhr: Lesen und Meditation
22.00 Uhr: Schlafengehen

In diesen Zeitplan wurden nach Bedarf Arztbesuche eingebaut. Auf dem Weg zur Arbeit hörte ich praktisch immer Kassetten mit heilender Musik oder Texten. Und am Wochenende habe ich mir noch mehr Zeit genommen, um zu lesen und zu meditieren. Im Verlauf des Heilungsprozesses wurde ich immer sanfter mit mir, immer weniger hatte ich das Bedürfnis, nach außen zu gehen, und immer besser lernte ich, für mich zu sorgen. Ich übernahm die Verantwortung für meinen Tageslauf und räumte meinem Wohlbefinden den höchsten Stellenwert ein.

Das können Sie tun

Schlagen Sie in Ihrem Notizheft eine neue Seite auf. Machen Sie sich für die nächste Woche einen Stundenplan, ähnlich wie oben dargestellt. Räumen Sie Verpflichtungen, die mit unnötig viel Streß verbunden sind, so wenig Raum wie möglich ein. Lassen Sie sich dagegen reichlich Zeit für die «Gesundheits»-Techniken, die in diesem Buch vorgestellt werden.

Ich schlage Ihnen vor, eine Pause einzulegen, wenn Sie Ihren Stunden- bzw. Wochen-Plan vervollständigt haben. Fangen Sie erst morgen mit dem nächsten Kapitel an, oder wenn Sie sich ausgeruht haben. Überlegen Sie sich inzwischen sorgfältig, wie Sie mit Ihrer Zeit umgehen. Modifizieren Sie Ihren Stundenplan so, daß Ihr Wohlbefinden wirklich an erster Stelle steht.

20

Hören Sie auf zu rauchen

Es ist mir ein völliges Rätsel, warum manche Krebspatienten weiterhin rauchen. John hatte Darmkrebs, er wurde operiert, und danach fing er mit einer Chemotherapie an. Aber glauben Sie, er hörte auf zu rauchen? Nein! «Ich habe doch keinen Lungenkrebs», sagte er lächelnd und verließ unsere Gruppe.

Ich kann gar nicht nachdrücklich genug sagen, daß Sie *das Rauchen in jeglicher Form sofort aufgeben* sollten! Egal ob Zigaretten, Zigarren oder Pfeife – lassen Sie die Finger davon! Es gibt keine Entschuldigung, mit dieser schädlichen Angewohnheit fortzufahren, selbst Nikotinabhängigkeit ist kein Grund, den Körper mit krebserregenden Substanzen zu belasten.

Die Frage ist nicht, ob Sie aufhören *können*. Die Frage lautet, ob Sie aufhören *werden*. Ich weiß das aus eigener Erfahrung. Ich fing mit dem Rauchen an, noch bevor ich zwanzig Jahre alt war. Und für mich gibt es keinerlei Zweifel, daß das Rauchen unmittelbar dazu beitrug, daß ich zwanzig Jahre später an Lungenkrebs erkrankte. In diesen zwanzig Jahren habe ich fünf- oder sechsmal ernsthaft versucht, mit dem Rauchen aufzuhören. Aber Willenskraft allein reichte nicht. Erst als ich lernte, anders zu denken, mich selbst anders wahrzunehmen, gelang es mir. Zunächst betrachtete ich mich als Raucher, später dann als jemanden, der sich dazu entschieden hatte, zu rauchen. Damit distanzierte ich mich innerlich von den Zigaretten. Dann befahl ich im Geist dem Raucher in mir, aus meinem Leben zu verschwinden, denn ich betrachtete mich jetzt als Nichtraucher. Das führte zum Erfolg. Und das kann auch bei Ihnen zum Erfolg führen.

Wenn Sie Nichtraucher sind, um so besser! Bleiben Sie dabei. Aber achten Sie darauf, sich nicht dem Rauch anderer auszusetzen. Setzen Sie sich in Restaurants, wenn möglich, immer in die Nichtraucherzone. Bitten Sie Ihre Kollegen, in Ihrer Nähe oder an Ihrem Arbeitsplatz nicht zu rauchen. Sie können auch in dieser Hinsicht einiges tun!

Noch nie war es wichtiger für Sie, so gesund zu leben wie möglich. Der Tabakkonsum, selbst wenn Sie nur mitrauchen, hat in einem gesunden Leben nichts zu suchen.

Das können Sie tun

Verzichten Sie ab sofort auf jegliches Rauchen. Wenn Sie das dringende Bedürfnis nach Nikotin haben, kauen Sie Nikotinkaugummi oder benutzen Sie Nikotinpflaster. Und halten Sie sich als Nichtraucher von Rauchern fern. Bestellen Sie bei der Deutschen Krebshilfe die Broschüre «Erfolgreich zum Nichtraucher» (Anschrift s. Seite 169).

21

Achten Sie auf Ihre Ernährung

Eine gesunde Ernährung war nie in Ihrem Leben so wichtig wie während einer Krebsbehandlung. Um eine Krebserkrankung erfolgreich überwinden zu können, braucht Ihr Körper eine erstklassige Versorgung mit Nährstoffen. Ihre Eßgewohnheiten tragen viel zu Ihrer Gesundung bei. Dies sind die Voraussetzungen, um Ihren Körper optimal zu versorgen:

1. *Halten Sie Ihr Gewicht.* Achten Sie darauf, daß Sie mit der Ernährung genügend Kalorien aufnehmen, um Ihr Körpergewicht zu halten. Wiegen Sie sich einmal in der Woche, und tragen Sie die Werte in Ihr Notizheft ein. Jetzt ist nicht die richtige Zeit für eine Blitz-Diät!

2. *Achten Sie auf eiweißreiche Nahrung.* Die besten Proteinlieferanten sind fettarme Milchprodukte, Getreide, Gemüse, Hülsenfrüchte, Samen und Nüsse. Während einer Behandlung und während des Heilungsprozesses braucht Ihr Körper mehr Eiweiß und Kalorien. Eiweißreiche Nahrung sorgt dafür, daß Ihr Energieniveau hoch bleibt, sie gibt Ihnen Kraft und ermöglicht, durch die Behandlung geschädigtes Gewebe wiederaufzubauen.

3. *Achten Sie auf Qualität.* Nehmen Sie nur erstklassige, naturbelassene Nahrungsmittel zu sich, das heißt möglichst wenig (industriell) bearbeitete Produkte. Wählen Sie frisches Obst, frisches Gemüse und Vollkornprodukte. Industriell bearbeitete Nahrungsmittel (Konserven z. B.) haben nicht annähernd den Nährwert, den frische Nahrungsmittel haben.

Das können Sie tun

Beschließen Sie, sich während Ihrer Behandlung besser zu ernähren als je zuvor. Halten Sie Ihr Gewicht, essen Sie viel Eiweiß, und wählen Sie erstklassige, naturbelassene Nahrungsmittel.

22

Richtlinien für eine gesunde Ernährung

Auch wenn Ihnen vom Arzt keine besondere Diät verordnet wurde, wäre es klug, einige Richtlinien für eine gesunde Ernährungsweise zu befolgen, wenn Sie Ihren Krebs überwinden wollen:

■ Essen Sie im Zweifelsfall pflanzliche Nahrungsmittel. Frisches Obst und Gemüse sowie Vollkornprodukte sind jetzt die Nahrungsmittel der ersten Wahl.

■ Versuchen Sie, Ihren Eiweißbedarf durch Getreide und Hülsenfrüchte zu decken. Probieren Sie, Vollkornreis mit Hülsenfrüchten zu kombinieren. Zusätzliches Eiweiß erhalten Sie, wenn Sie Sie gehackte Nüsse über gedämpftes Gemüse und frische Salate streuen. Schränken Sie den Verzehr von Geflügelfleisch ein, verzichten Sie ganz auf rotes Fleisch. (Fleisch ist überaus schwer zu verdauen, manche Wissenschaftler bringen Fleischkonsum mit Magen-, Blasen-, Leber-, Brust- und Darmkrebs in Verbindung.) Wenn Sie das Gefühl haben, tierisches Eiweiß zu brauchen, essen Sie gedünsteten oder gekochten Fisch.

■ Verwenden Sie fettarme oder fettfreie Milchprodukte. Heute gibt es viele Käse- und einige Eiskremsorten, die mit fettarmer Milch hergestellt werden.

■ Verwenden Sie möglichst ungesättigte Fette wie Oliven- oder Pflanzenöle. Verwenden Sie zum fettlosen Braten eine beschichtete Pfanne.

■ Bemühen Sie sich, die Aufnahme von fetten oder süßen Nahrungsmitteln einzuschränken, und weichen Sie auch nicht auf Ersatzstoffe wie künstliche Süßstoffe aus.

- Halten Sie sich bei Koffein (Kaffee, schwarzer Tee, Cola-Getränke) und Alkohol sowie bei gepökelten und geräucherten Lebensmitteln zurück.

Das können Sie tun

Führen Sie in der nächsten Woche Buch über Ihre Ernährung. Schreiben Sie alles in Ihr Notizbuch, was Sie essen. Vergleichen Sie Ihre Ernährung mit den oben genannten Empfehlungen. Sind Verbesserungen möglich? Lassen Sie sich von der Deutschen Krebshilfe die Broschüre «Ernährung bei Krebs» schicken (Anschrift s. Seite 169).

23

Trinken Sie viel Wasser

Suchen Sie nach einer einfachen Möglichkeit, die viel dazu beitragen kann, Ihre Überlebenschancen und Ihre Gesundheit zu verbessern? Hier ist sie: Trinken Sie jeden Tag acht Gläser Wasser. Keinen Kaffee und keine Limonade. Wasser.

Fast allgemein läßt sich sagen, daß Menschen mit Krebs dehydriert sind. Eine zu geringe Flüssigkeitsaufnahme behindert das Immunsystem, die mächtigste Waffe Ihres Körpers im Kampf gegen Krebs. Die natürliche Umgebung der Zellen in Ihrem Körper ist Lymphflüssigkeit, nicht Blut. Lymphe ist Gewebswasser, und das Lymphsystem ist ein wichtiger Schlüssel für ein funktionierendes Immunsystem. Aber es braucht genügend Flüssigkeitsnachschub, um ständig Gift- und Abfallstoffe aus dem Körper ausscheiden zu können.

Durch die natürlichen Ausscheidungsprozesse, Schwitzen und sogar durch das Atmen verliert Ihr Körper täglich Wasser. Für Ihre optimale Gesundheit muß die Körperflüssigkeit fortwährend ersetzt werden, und zwar in ausreichenden Mengen.

Ich trinke Leitungswasser. In manchen Orten ist das Leitungswasser allerdings nicht sehr schmackhaft, gechlort und/oder mit anderen Chemikalien versetzt. Selbst in Flaschen abgefülltes Wasser ist oft keine Lösung, besonders wenn es Plastikflaschen sind. Es gibt Untersuchungen, die darauf schließen lassen, daß Sonnenlicht in den Plastikflaschen eine chemische Reaktion auslöst, die Karzinogene produziert.

Woher können Sie reines Wasser bekommen? Ich empfehle Ihnen, sich bei Ihrem Wasserwerk vor Ort nach der Qualität des Leitungswassers zu erkundigen und Ihrem Geschmack zu folgen. Ansonsten können Sie sich einen guten Wasserfilter anschaffen, um Ihr Leitungswasser genießbar zu machen, oder in Glasflaschen abgefülltes Quellwasser kaufen, das nachgewiesenermaßen keine chemischen Zusätze enthält.

Das können Sie tun
Trinken Sie jeden Tag acht Gläser klares Wasser.

24

Überlegen Sie, warum Sie essen

Für eine langfristige Ernährungsumstellung ist mehr notwendig als nur eine Veränderung des Speisezettels. Essen ist ein so wichtiger Bestandteil unseres Lebens, daß es bei jeder dauerhaften Veränderung nicht nur darum geht, was wir essen, sondern auch, warum wir essen.

Manchmal lassen wir eine Laune darüber bestimmen, was wir essen, und nicht unsere körperlichen Bedürfnisse. Wenn man versucht, durch Essen Emotionen zu beeinflussen, kommt es leicht zu zwanghaftem Eßverhalten – man ißt aus Wut, Frustration, Sorgen, Langeweile oder Schuldgefühlen. Wenn das passiert, wird man zum Sklaven der eigenen Gefühle. Aber wir können beschließen, es nicht soweit kommen zu lassen. Manche Menschen glauben, sie *müßten* ihre Ernährungsgewohnheiten verändern. Entwickeln Sie lieber eine Einstellung, die der Tatsache Rechnung trägt, daß eine Ernährungsumstellung dazu beitragen kann, wieder gesund zu werden – etwas, das Sie einfach tun *werden*!

Wenn Sie auf Ihre Ernährung achten wollen, beherzigen Sie die folgenden, bewährten Ratschläge:

- Vermeiden Sie es, sehr schwere, fettige Speisen im Haus zu haben, wenn Sie sich der Versuchung erst gar nicht aussetzen wollen.
- Essen Sie nie beim Fernsehen, denn dann werden Sie nicht darauf achten, was oder wieviel Sie essen.
- Essen Sie mit Bedacht, genießen Sie es. Es dauert etwa zwanzig Minuten, bis Ihr Gehirn erkennt, daß Ihr Magen voll ist. Essen Sie langsamer. Machen Sie während des Essens Pausen.

- Belohnen Sie sich für richtiges Eßverhalten, aber benutzen Sie Essen nicht als Belohnung. Wenn Sie eine gute Woche hatten oder ein Ziel auf Ihrem Weg zur Gesundheit erreicht haben, belohnen Sie sich mit einem Konzert oder einem neuen Kleidungsstück. (Bestrafen Sie sich aber nicht mit Schuldgefühlen, wenn Sie keine gute Woche hatten. Belohnen Sie sich in diesem Fall einfach nicht. Versuchen Sie es nächste Woche wieder!)
- Machen Sie jede Mahlzeit zu einem angenehmen Erlebnis. Essen Sie nicht in Eile oder im Stehen in der Küche. Nehmen Sie sich Zeit, den Tisch schön zu decken. Sprechen Sie vor jedem Essen eine kurze Affirmation oder ein Dankgebet. Damit sorgen Sie bei jeder Mahlzeit nicht nur für Ihre körperlichen, sondern auch Ihre emotionalen und spirituellen Bedürfnisse.

Das können Sie tun

Lernen Sie, zwischen der Gier auf bestimmte Nahrungsmittel, die psychische Ursachen hat, und dem Hunger, der das Bedürfnis des Körpers nach Nahrung signalisiert, zu unterscheiden. Nehmen Sie wahr, wenn Sie das nächste Mal eine Werbung für Nahrungsmittel sehen, ob Sie darauf mit dem Bedürfnis reagieren, etwas in den Mund zu stecken. Diese Gier läßt nach, wenn man sich mit anderen Dingen beschäftigt. Gehen Sie spazieren. Rufen Sie einen Freund an. Lesen Sie ein Buch. Prüfen Sie erst dann, was Gier ist und was Hunger. Lassen Sie den Hunger zu seinem Recht kommen, geben Sie ihm nach, nicht aber Ihrer Gier. Essen Sie mit Bedacht!

25

Ergänzen Sie Ihre Nahrung

Die meisten überlebenden Krebspatienten sind überzeugt von der positiven Wirkung bestimmter Nahrungsergänzungen und nehmen Vitamin- und Mineralstoffpräparate.

An dieser Stelle möchte ich ausdrücklich betonen, daß Vitamine und Mineralstoffe *keinesfalls* die schulmedizinischen Behandlungen ersetzen, sondern sie lediglich ergänzen können. Nachdem mir klar wurde, wie weit verbreitet die Einnahme von Nahrungsergänzungen unter den überlebenden Krebspatienten ist, habe ich selbst beschlossen, mich ihnen anzuschließen.

Ich bat eine Diätassistentin um Hilfe. Nach vielen Recherchen und Konsultationen entschied ich mich für das folgende Programm:

Nahrungsergänzungen:	tägliche Dosis:
Betakarotin	25 000 Einheiten
Vitamin C (Ascorbinsäure)	10 000 mg
Vitamin E	400 Einheiten
Vitamin B Komplex	50 mg
Folsäure	400 Mikrogramm
Pantothensäure	50 mg
Kalium	500 mg
Selen	50 Mikrogramm
Zink	30 mg

Ich betone, das ist die Dosierung, die ich für *mich* gewählt habe. Es gibt keine allgemeinen Empfehlungen, die in jedem Einzelfall richtig wären. Sie müssen sich selbst informieren und Ihre eigene Do-

sierung zusammenstellen. Und natürlich können Sie Nahrungsergänzungen auch einfach ablehnen.

Die Entscheidung liegt bei Ihnen. Ich kann nur berichten, daß die
meisten langfristig überlebenden Krebspatienten Nahrungszusätze
einnehmen.

Das können Sie tun

Nehmen Sie Kontakt mit einer Diätassistentin oder Ernährungsbe-
raterin auf. Fragen Sie, ob sie Erfahrung mit dem therapeutischen
Einsatz von Diäten bei Krebs hat. Wenn ja, verabreden Sie einen
Beratungstermin. Und gehen Sie in eine Bücherei oder in Ihre
Buchhandlung. Fangen Sie heute noch an, sich über Nahrungszu-
sätze zu informieren.

26

Kommen Sie in Bewegung

Hunderte von überlebenden Krebspatienten verhalfen mir zu einer wichtigen Einsicht: Es gibt einen starken Zusammenhang zwischen körperlicher Bewegung und Heilung. Nahezu jeder meiner Interviewpartner berichtete, wie er oder sie sich körperlich fit hält. Selbst behinderte oder im Rollstuhl sitzende Menschen betonten, wie wichtig ihnen ein regelmäßiges Fitneßprogramm ist.

Allerdings verfolgen überlebende Krebspatienten mit ihrer sportlichen Betätigung ganz eigene Ziele. Sie wollen nicht Marathonläufer oder Hochleistungssportler werden. Ihr wichtigstes Ziel ist, ihren Energiehaushalt zu verbessern.

Ich habe mich fürs Gehen entschieden. Zuerst war ich so schwach, daß mir sogar ein paar Minuten Gehen zuviel waren. Ich fing also mit einfachem Armkreisen an – wobei ich die rückwärtigen Bewegungen mit vollständig ausgestreckten Armen machte. Ich machte zehn Armkreise nach vorn und dann zehn in die andere Richtung. Bald spürte ich die positive Wirkung – ich atmete tiefer, meine Herzfrequenz erhöhte sich, und ich bekam eine bessere Gesichtsfarbe.

Erstaunlicherweise begann ich wirklich, mich kräftiger zu fühlen. Die körperliche Bewegung wirkte! Das Gehen wurde Teil meines Übungsprogramms. Am Anfang ging ich vielleicht nur fünf Minuten. Aber bald konnte ich es auf zehn Minuten ausdehnen. Im Lauf der Monate wurden die Zeiten länger. Ich kaufte mir ein Buch mit Anleitungen und machte jedesmal, bevor ich anfing zu gehen, ein paar Dehnübungen für den ganzen Körper. Dann beendete ich mein Training mit einigen leichten Gymnastik-Übungen. Ich spürte, wie Körper und Seele zusammenarbeiteten, sich regenerierten und mein Wohlbefinden sich insgesamt verbesserte. Auch Sie können das erleben!

Heute habe ich das rechte Maß für mich gefunden. Es vergeht fast kein Tag, an dem ich nicht wenigstens dreißig Minuten gehe. Vor dem Gehen mache ich drei Minuten Dehnübungen und am Schluß fünf Minuten Liegestütz und Sit-ups.

Das ist nicht über Nacht gekommen. Ich brauchte zwei Jahre, bis ich soweit war. Mehrere Male probierte ich ein Training aus, das länger dauerte als die gewohnten 35 oder 40 Minuten. Ich versuchte, jeden Tag eine Stunde zu gehen, merkte aber, daß mir dann die Hüfte weh tat. Ich versuchte es mit Gewichtheben, aber nur um herauszufinden, daß mir das keinen Spaß macht.

Manche Leute sind der Ansicht, viel hilft viel – auch im Hinblick auf körperliche Bewegung. «Warum soll ich aufhören?» wurde ich gefragt. «Wenn ich mich gut fühle, kann ich doch einfach weitermachen?» Ich empfehle, den Sport nicht zu übertreiben. Ich glaube, alles was über zwei oder drei Stunden körperliches Training am Tag hinausgeht, schadet mehr, als es nützt. Außerdem birgt es das Risiko, sich zu verletzen, und ein rigides, ehrgeiziges Übungsprogramm endet oft in völliger Erschöpfung.

Suchen Sie sich lieber eine sportliche Betätigung, die Ihnen Spaß macht. Dann bleiben Sie auch längerfristig dabei, und Sie werden die positiven Auswirkungen deutlich spüren. Für mich war das der Schlüssel: bessere Beweglichkeit, mehr Kraft, mehr Kondition, Gewichtsverlust und ein niedrigerer Blutdruck. Die positiven Auswirkungen auf die Psyche sind womöglich sogar noch größer. Regelmäßiges Körpertraining bringt Freude, Glücksmomente und geistige Vitalität. Welch ein Lohn für Ihre Mühen!

Machen Sie Sport zu einem festen Bestandteil Ihres Heilungsprogramms. Glauben Sie mir, Bewegung tut Ihnen gut! Ganz egal wie lange es her ist, daß Sie zuletzt sportlich aktiv waren, ganz egal wie behindert Sie sind oder wie eingeschränkt in Ihrer Beweglichkeit. Es gibt Übungen, die auch Sie machen können. Und körperliche Bewegung wird dazu beitragen, daß Sie wieder gesund werden.

Das können Sie tun

Wenn Ihr Arzt keine Bedenken hat, trainieren Sie, bis Sie sich körperlich besser fühlen, eine Art Energieschub verspüren. Das ist das einzige Ziel, das Sie damit verfolgen. Wiederholen Sie die Übungen morgen! Trainieren Sie immer länger und bauen Sie dabei Kraft und Ausdauer auf. Keine faulen Ausreden mehr! Fangen Sie an. Ihr Körper wird auf Ihre Signale, gesund werden zu wollen, reagieren.

27

Schlafen Sie sich gesund

«Ich war ständig müde. Meine Strahlentherapie schien mir sämtliche Energien zu rauben», berichtete Olivia, nachdem sie eine Brustkrebserkrankung überwunden hatte. «Ich wollte die ganze Zeit einfach nur schlafen. Aber bei all meinen Pflichten hatte ich natürlich gar keine Zeit, krank zu sein oder zu schlafen.»

Fast jeder Krebspatient macht die Erfahrung, erschöpft zu sein. Leider interpretieren viele Patienten Müdigkeit als Zeichen ihres rasch näherkommenden Endes. Das ist aber nicht unbedingt der Fall.

Während einer Behandlung und kurz danach sind Sie, was Ihre körperliche Verfassung angeht, ein anderer Mensch. Überlegen Sie doch nur einmal, was mit Ihnen geschieht. Mit einer Operation ist Ihrem Körper eine große Wunde zugefügt worden. Eine Chemotherapie bringt Chemikalien in Ihren Körper, die Ihren gesamten Stoffwechsel durcheinanderbringen. Bestrahlungen verursachen Zellveränderungen in Ihrem Körper. Um sich davon erholen zu können, brauchen Sie viel Ruhe. Kein Wunder, daß Krebspatienten oft müde sind.

«Drei Monate lang habe ich meine Arbeitszeit um die Hälfte verkürzt», berichtete Ted nach der Überwindung von Blasenkrebs. Und Alicia, die Eierstockkrebs hatte, erzählt, daß sie sich noch ein Jahr nach den Behandlungen jeden Mittag hinlegte. Auch Bert, der den sechsten Jahrestag seiner Lungenkrebsdiagnose feierte, hat sich angewöhnt, einen Mittagsschlaf zu machen.

Überlebende Krebspatienten *ruhen sich aus*. Es kann ein entscheidender Fehler sein, im gleichen Tempo weiterzumachen wie zu der Zeit, als sie vollkommen gesund waren. Müde zu sein ist eine völlig normale Begleiterscheinung jeder Krankheit. Während einer Behandlung sind Sie vielleicht wochenlang müde, denn Ihr Körper braucht die Möglichkeit, sich an die Behandlung zu gewöhnen und sich zu erholen.

Wenn Sie sich gut ernähren und in ausreichendem Maße bewegen, brauchen Sie sich wegen Müdigkeit keine allzu großen Sorgen zu machen. Müdigkeit ist keineswegs ein sicheres Zeichen dafür, daß es mit Ihnen bergab geht. Fangen Sie Ihre Meditationen mit Tiefenentspannung an. Legen Sie sich vormittags noch einmal hin. Machen Sie einen Mittagsschlaf, wenn Ihnen das guttut. Vielleicht brauchen Sie auch vor dem Abendessen eine kleine Ruhepause. Und mindestens acht Stunden Schlaf pro Nacht sind absolut notwendig.

Das können Sie tun

Gönnen Sie sich mehr Schlaf. Nehmen Sie Ruhephasen in Ihren Stundenplan auf. Geben Sie Ihrem Körper die Ruhe, die er braucht, um gesund zu werden.

28

Suchen Sie sich eine Selbsthilfegruppe

Sie brauchen eine Selbsthilfegruppe. Es ist kein Zufall, daß Krebspatienten, die regelmäßig an Selbsthilfegruppen teilnehmen, länger leben als die, die das nicht tun. In den späten achtziger Jahren bestätigte ein Team von Wissenschaftlern der Standford-Universität, was Krebspatienten schon seit Jahrzehnten wissen: Bei einer Untersuchung von Patientinnen mit fortgeschrittenem Brustkrebs hatten diejenigen, die einmal in der Woche eine Sitzung von zwei Stunden besuchten, eine doppelt so hohe Lebenserwartung wie diejenigen, die keiner Selbsthilfegruppe angehörten. Wir sind im wahrsten Sinne des Wortes aufeinander angewiesen, wenn wir überleben wollen.

Es gibt im wesentlichen zwei Arten von Selbsthilfegruppen: Bei der einen steht eher der Austausch von Informationen im Mittelpunkt, bei der anderen die psychosoziale Unterstützung der Gruppe. Gruppen des ersten Typs informieren über eine große Bandbreite von Themen. Dazu gehören die verschiedenen Krebsbehandlungsmethoden, die üblichen Nebenwirkungen, Übungen nach einer Brustoperation, oder wie man mit einem künstlichen Darmausgang lebt. Der Zweck einer solchen Gruppe besteht einfach darin, Informationen weiterzugeben.

Wichtiger jedoch sind die psychosozialen Selbsthilfegruppen. Im typischen Fall arbeiten sie mit psychotherapeutischen Methoden, die es den einzelnen ermöglichen, sich in der Gruppe zum Ausdruck zu bringen und von ihr aufgefangen zu werden. Dabei liegt der Schwerpunkt auf emotionalen, psychischen und spirituellen Aspekten einer Krebserkrankung. Suchen Sie sich eine Gruppe, die einen Optimismus ausstrahlt, ohne die Realitäten der Krankheit zu leugnen. Bei den Gruppensitzungen sollten Sie Ihre Ängste und Frustrationen offen zum Ausdruck bringen können und den anderen in der Gruppe ermöglichen, das gleiche zu tun. Lernen Sie von den Gruppenmitgliedern, die ihre Krebserkrankung überwunden haben.

Eine Warnung: Das größte Problem vieler Selbsthilfegruppen besteht darin, daß sie, anstatt persönliches Wachstum zu befördern, rasch zu einem «Jammerkränzchen» verkommen. Selbstverständlich muß jedem Raum gegeben werden, über Probleme zu sprechen; die Gruppe sollte jedoch unterscheiden können, wann Reden therapeutische Funktion hat und wann ein Problem immer nur wiederholt und verstärkt wird.

Als wir die Gruppe *Cancer Conquerors* ins Leben riefen, um uns bei unserem Bemühen, wieder gesund zu werden, gegenseitig beizustehen, schlossen wir bereits ganz zu Anfang ein Abkommen. In jeder Gruppensitzung sollte ein Thema diskutiert werden, und wir würden reihum die Diskussionsleitung übernehmen. Dabei würde die Umsetzung von Vorstellungen im Mittelpunkt stehen, die uns helfen sollten, aktiv an unserer Heilung zu arbeiten und die Verantwortung dafür zu übernehmen. In der einen Woche ging es um die Bewältigung von Streß, in der folgenden Woche um Meditation. Wir diskutierten in unseren Sitzungen die Beziehung von Arzt und Patient, wie man mit Nebenwirkungen einer Behandlung umgehen kann, Überzeugungen und Einstellungen, Familie und soziale Beziehungen, Bewältigung von Angst, Spiritualität und andere konstruktive Themen. Es war der klügste Beschluß, den wir für unsere Runde haben fassen können; ein «Jammerkränzchen» hatten wir nie.

Das können Sie tun

Erkundigen Sie sich in Ihrem Krankenhaus oder bei der Deutschen Krebshilfe nach Selbsthilfegruppen. Lassen Sie sich mehrere Adressen geben und gehen Sie zu den Sitzungen. Urteilen Sie selbst: Arbeiten die Gruppen aktiv daran, wieder gesund zu werden, oder treffen sie sich, um sich gegenseitig zu bemitleiden? Wenn Sie keine Gruppe finden, die Ihnen zusagt, sollten Sie überlegen, ob Sie nicht selbst eine ins Leben rufen können. Tausende von Patienten haben das getan, und sie profitierten nicht nur selbst davon, sondern nutzten auch anderen. Erkundigen Sie sich bei der Deutschen Arbeitsgemeinschaft Selbsthilfegruppen nach Informationen für den Start. (Die Adresse finden Sie auf Seite 169.)

Fünftes Kapitel

Das Zusammenspiel von Körper, Geist und Seele

Bei der Bekämpfung von Krebs geht es um viel mehr als einfach nur darum, einen Tumor herauszuschneiden, eine bösartige Wucherung mit Strahlen zu behandeln oder Medikamente in die Venen zu spritzen. Ein wichtiger Faktor im Kampf um die Gesundheit sind unsere inneren Kraftquellen, zu denen auch die geistigen Fähigkeiten gehören. Die Voraussetzungen dafür, sie sich zunutze zu machen, sind wirklich ziemlich einfach. Setzen wir also unsere Arbeit fort.

29

Ziehen Sie Bücher zu Rate

Wissen ist Macht. Informieren Sie sich! Besorgen Sie sich die folgenden Bücher und beginnen Sie mit der Lektüre:

- Herbert Benson/Miriam Z. Klipper: *Gesund im Streß*, Berlin 1978 (Ullstein)
  Grundlegende Untersuchung, welche körperlichen Reaktionen Entspannungs- und Meditationstechniken auslösen.

- Norman Cousins: *Der Arzt in uns selbst*, Reinbek 1996 (Rowohlt)
  Eine persönliche Geschichte, die zeigt, wie man innerhalb des schulmedizinischen Apparats eine heilende Partnerschaft mit Ärzten aufbauen kann, um schwere Krankheiten zu überwinden.

- Harold Kushner: *Wenn guten Menschen Böses widerfährt*, München 1983 (Tomus)
  Aus persönlicher Betroffenheit erarbeitet Rabbi Kushner eine Perspektive, die hinausgeht über die Fragen «Wer hat Schuld?», «Was habe ich falsch gemacht?» und «Warum trifft es mich?»

- Lawrence LeShan: *Psychotherapie gegen den Krebs*, Stuttgart 1977 (Klett-Cotta)
  Untersuchung über die psychischen Aspekte von Krebs.

- Stephanie Matthews Simonton: *Heilung in der Familie*, Reinbek 1989 (Rowohlt)
  Anregungen zur Schaffung einer «heilenden Familie», die den Krebspatienten unterstützt.

- Bernie Siegel: *Prognose Hoffnung*, Düsseldorf 1988 (Econ)
  Ein ehemaliger Chirurg berichtet von «spontanen» Heilungen einiger seiner Krebspatienten.

- Bernie Siegel: Mit der Seele heilen, Düsseldorf 1991 (Econ)
  Auf leicht lesbare Weise wird dargestellt, welche Rolle die Psyche
  bei der Heilung von Krebs spielt.
- O. Carl Simonton / Stephanie Matthews Simonton / James
  Creighton: *Wieder gesund werden*, Reinbek 1993 (Rowohlt)
  Anleitung für Krebspatienten, mit Visualisierungsübungen und
  Psychotherapie aktiv an ihrer Heilung zu arbeiten.
- O. Carl Simonton: *Auf dem Weg der Besserung*, Reinbek 1993
  (Rowohlt)
  Simonton kommentiert die Geschichte der Heilung eines Krebs-
  patienten, dem von der Schulmedizin keine Chance mehr gege-
  ben wurde.

Das können Sie tun

Besuchen Sie die nächstgelegene öffentliche Bücherei oder eine
Buchhandlung. Bitten Sie um Rat. Werden Sie zum Experten sowohl für Ihre Krankheit als auch Ihre Gesundheit.

30

Lernen Sie Ihre innere Einstellung kennen

Viele überlebende Krebspatienten haben ihre Einstellungen zu Krebs und zum Leben insgesamt radikal verändert. Und viele halten das für den grundlegendsten Beitrag, den die geistigen Fähigkeiten zur Heilung leisten können. Einstellungen haben mit der eigenen *Geisteshaltung* zu tun, mit den geistigen Gewohnheiten. Glaube ist etwas anderes; wir reden hier von Überzeugungen, von der inneren Gewißheit, die in geistigen Positionen steckt.

Viele Menschen haben *kontraproduktive* Überzeugungen wie zum Beispiel:

1. Eine Krebsdiagnose bedeutet den sicheren Tod.
2. Die Therapien, die es gibt, sind sehr drastisch, ihre Wirksamkeit ist fragwürdig und sie sind mit vielen Unannehmlichkeiten verbunden.
3. Was ich gerade durchmache, ist «einfach so passiert», deshalb kann ich kaum etwas tun, um die Situation unter Kontrolle zu bekommen.

Diese Überzeugungen sind samt und sonders falsch! Folgendes ist hingegen Tatsache:

1. Krebs, ganz egal wie fortgeschritten, kann Tod bedeuten oder auch nicht.
2. Es gibt wirksame Behandlungen. Ganz egal wie invasiv sie sind, sie haben das Potential, zu helfen. Die Vorteile überwiegen jedoch bei weitem die negativen Auswirkungen.
3. Fast keine Krankheit «passiert» einfach. Auch hier gilt in gewisser

Weise das Prinzip von Ursache und Wirkung. Es kann für Ihre Heilung sehr nützlich sein, wenn Sie sich das klarmachen. Ihre Reaktion auf ein Problem ist viel entscheidender als das Problem selbst. Es gibt sehr vieles, was Sie tun können!

Wird die Heilung von dem, was man glaubt, beeinflußt? Selbstverständlich! In allen Lebensbereichen werden unsere Erfahrungen geprägt von Überzeugungen und Erwartungen, so auch die Erfahrung, an Krebs erkrankt zu sein. Und unsere Überzeugungen können wir uns aussuchen. Leider wählen wir sie nur selten *bewußt*. Manche wurden uns seit vielen Jahren eingehämmert, wie zum Beispiel die Binsenweisheiten über Krebs. Bestimmte Überzeugungen haben wir von unseren Eltern übernommen, oder von Kollegen oder Freunden. Wir haben uns zu eigen gemacht, was andere Leute meinen und denken. Das kann wahr und hilfreich sein, oder auch nicht; auf alle Fälle haben solche Überzeugungen eine große Macht.

Welche Überzeugungen haben Sie gewählt? Sich die eigenen grundlegenden Überzeugungen *bewußt* zu machen, ist oft der erste, und mit Sicherheit der entscheidendste Schritt, um eine Situation zu verändern. Wenn Sie glauben, Krebs sei ein sicheres Todesurteil, stellen Sie diese Überzeugung in Frage! Tatsache ist, daß es Patienten gibt, die eine Krebserkrankung langfristig überlebt haben, und zwar jede Art von Krebs, selbst wenn ihnen von ihren Ärzten bereits mitgeteilt worden war, daß es keine Hoffnung mehr gäbe. Wie steht es mit Ihnen selbst?

Das können Sie tun

Analysieren Sie Ihre Überzeugungen. Vervollständigen Sie ohne lange nachzudenken die folgenden Sätze in Ihrem Notizbuch. Schreiben Sie den ersten Gedanken, das erste Gefühl nieder, das Ihnen in den Sinn kommt:

1. Wenn ich an meine Krebsdiagnose denke, denke ich

----

2. Ich glaube, meine Krebsbehandlung ist

---

3. Wenn ich mir eine Sache vorstellen sollte, die mir am besten helfen könnte, so wäre das

---

Lernen Sie Ihre Überzeugungen wirklich kennen. Sprechen Sie mit anderen – mit Menschen, die ihre Krankheit erfolgreich überwunden haben. Finden Sie heraus, was sie glauben. Beschließen Sie, die Überzeugungen, mit denen Sie sich selbst einschränken, zu verändern – heute noch!

31

Geben Sie Ihrer Krebserkrankung einen neuen Rahmen

Für die meisten Krebspatienten ist ihre Krankheit die lebensbedrohlichste Erfahrung, die sie je gemacht haben. «Krebs war für mich eine böse Macht, die es darauf abgesehen hatte, mir großes Leid zuzufügen», sagte Raymond zum Beispiel, ein ehemaliger Restaurantbesitzer, der mit Kehlkopfkrebs kämpfte. «Die Krankheit war für mich eine alptraumhafte Bedrohung.»

In Raymonds Worten wird seine geistige Einstellung deutlich. Er sah Krebs als überlegene böse Macht, die ihm großen Schaden zufügen wollte, als ultimative Bedrohung. Erst nach wochenlanger Therapie konnte Raymond seinen Krebs nicht mehr als Bedrohung, sondern als Herausforderung sehen. Seine Krebserkrankung wurde zu einem Anlaß, sein ganzes Leben zu überdenken. Und das führte dazu, daß er schließlich berufliche Veränderungen vornahm, sportlich aktiv wurde, seine Ernährung umstellte und sich mit Spiritualität beschäftigte. Der Krebs rüttelte Raymond auf. Das meine ich, wenn ich sage, Sie müssen Ihrer Krankheit einen neuen Rahmen geben.

Für den 58jährigen José war die Diagnose «Prostatakrebs» das furchterregendste und unwillkommenste Ereignis seines Lebens. Zwar bestätigten die Tests, daß der Krebs in einem frühen Stadium entdeckt worden war und er sehr gute Chancen hatte, ununterbrochen aber kreisten seine panischen Gedanken um sein vermeintlich bevorstehendes Ende. «Ich *hatte* nicht einfach Krebs, ich *war* Krebs», beschrieb José seine Erfahrung.

Auch Frank hatte Prostatakrebs, aber bei ihm war der Krebs viel weiter fortgeschritten als bei José, denn es waren bereits Knochen befallen. Trotz sehr belastender Therapien entschloß sich Frank, seine ureigensten Bedürfnisse angemessen zu berücksichtigen. Im Gegensatz zu José hatte Frank den Krebs, und nicht der Krebs ihn. «Ich erkannte, daß die Krankheit meinen Geist und meine Seele nur beeinflussen konnte, wenn *ich* es zuließ», sagte er.

Franks Beispiel zeigt, welche Macht wir über den Krebs und über unser Leben haben. Wir haben nicht so sehr die Umstände der Krankheit in der Hand als vielmehr unsere Reaktion darauf. Wie wir reagieren, ist entscheidend. Wenn wir dem Krebs einen anderen Rahmen geben, reagieren wir anders. Wir erkennen unsere innere Kraft und stärken sie, selbst angesichts von Zweifeln und Angst. Die Bedrohung läßt nach. Wir nehmen die Herausforderung an.

Glücklicherweise haben beide Geschichten ein gutes Ende: José konnte sich Franks Überzeugung zu eigen machen. Heute geht es beiden gut.

Das können Sie tun

Geben Sie Krebs einen neuen Rahmen, indem Sie sich die folgenden drei Überzeugungen zu eigen machen:

1. Krebs ist nicht so sehr eine Bedrohung als eine Herausforderung.
2. Meine Erfahrung mit der Krankheit wird weitgehend durch die Art meines Denkens beeinflußt.
3. Die geistige Einstellung ist etwas, an dem ich arbeiten kann. Ich entscheide mich für eine Einstellung, die meinem Wohlbefinden und meiner Gesundheit dienlich ist.

32

Was sagen Ihre inneren Stimmen?

Von morgens früh bis abends spät haben wir unablässig das Geplapper unserer inneren Stimmen im Kopf. Bei jemandem, der Krebs hat, sind diese inneren Stimmen fast ausschließlich negativ und panisch. Sie prägen ein Leben voller Angst.

Als Marion bei unserer Gruppe anrief, befand sie sich in heller Aufregung. Ihre Gedanken drehten sich im Kreis und gerieten allmählich außer Kontrolle. Nachdem wir uns ein paar Minuten unterhalten hatten, begann ich aufzuschreiben, mit welchen Worten sie ihre Sätze begann. Stellen Sie sich vor, in welchem Zustand sie sich befunden haben muß:

«Der Krebs breitet sich aus ... Ich glaube, meine Krankenversicherung wird mir gekündigt ... Wie soll ich das alles bezahlen? ... Es ist alles eine solche Last ... Ich habe Angst vor einer Chemotherapie ... Mein Mann kann damit überhaupt nicht umgehen ... Ich habe solche Angst .... Warum passiert gerade mir so etwas? ... Ich kann überhaupt nichts tun ...»

Doch, es gibt etwas, was Marion tun kann! Und Sie können es ebenfalls. Ob Sie es glauben oder nicht, am Anfang jedes einzelnen Gedankens steht die Entscheidung, ihn zuzulassen. Auch wenn einem aus reiner Gewohnheit ein bestimmter Gedanke immer und immer wieder durch den Kopf geht, letztlich ist man selbst für diesen Gedanken verantwortlich. Untersuchen Sie Ihre Gedanken über Krebs. Diese innere Stimme ist die Basis dafür, wie Sie Ihre Krankheit und Ihr Leben erfahren.

Wenn es jemanden gibt, der Grund zur Verzweiflung hat, dann ist das Lea. In ihrer Kindheit wurde sie geprügelt, ihre Ehe, die sie in jungen Jahren eingegangen war, verlief äußerst unerfreulich, ihre Kinder machten nichts als Schwierigkeiten, es folgte die Scheidung, bei der das Gift nur so spritzte, eines ihrer Kinder riß von zu Hause aus, ihr zweiter Ehemann kam bei einem Arbeitsunfall ums Leben, sie selbst litt acht Monate lang unter den Folgen eines schweren Autounfalls, und dann bekam sie Lymphkrebs. «Ständig hatte ich im Kopf, wie unfair und schwierig das Leben doch ist», erklärte Lea. «Es kam mir vor wie eine Schlacht, die es zu schlagen galt.»

Dann entdeckte Lea eine entscheidende Sache: Die eigenen Gedanken bereiten jede Erfahrung im Leben vor. Und sie beschloß, ihr Denken radikal zu verändern. Sie machte sich klar, daß ihre Schwierigkeiten alle in der Vergangenheit lagen, sie waren vergangen und vorüber. Ausschlaggebend war, was sie jetzt, in diesem Augenblick wählte, zu denken, sagen und glauben. Die Gedanken und Wörter, für die sie sich in der Gegenwart entschied, waren die Basis für die Zukunft. Das war vor acht Jahren. Heute ist Lea ein an Körper und Seele geheilter, glücklicher Mensch.

Das können Sie tun

Achten Sie bewußt darauf, was Sie in diesem Augenblick denken. Ist Ihre innere Stimme negativ oder positiv? Möchten Sie, daß Ihre Zukunft so aussieht wie Ihre Gedanken?

33

Wählen Sie für jeden Tag
eine Affirmation

Affirmationen sind Sätze mit positivem Inhalt. Sie treten an die Stelle des negativen Gedankengeplappers, das sich in Ihnen ausbreiten möchte. Affirmationen dienen dazu, die positiven Seiten Ihrer Situation zu bestätigen. Sie sind eine *bewußt gewählte innere Stimme*.

Formulieren Sie Affirmationen in der Gegenwartsform. «Ich bin heute dankbar für das Leben» ist viel wirksamer als ein Satz in der Zukunftsform, wie: «Ich werde für mein Leben dankbar sein.»

Es sind die Gedanken, die Sie immerfort entweder aufbauen oder niederdrücken, Sie entweder heilen oder Sie zerstören. Sorgen Sie also dafür, daß sich die positiven Gedanken durchsetzen. Die Situation selbst können Sie damit noch nicht verändern, wohl aber Ihre Wahrnehmung der Situation. Und wenn es Ihnen gelingt, Ihre Gedanken über Ihre Krebserkrankung zu verändern, ist das möglicherweise der Keim, aus dem Gesundheit erwachsen kann.

Das können Sie tun

Fangen Sie gleich an, sich die heilende Wirkung von Affirmationen zunutze zu machen. Nehmen Sie den Satz:

«Ich fühle mich wohl in meiner Haut.»

Oder wählen Sie eine der folgenden Affirmationen:

«Ich bin offen für grenzenloses Wohlbefinden.»

«Ich bin auf dem Weg zu völligem Wohlbefinden.»

«Ich genieße das Leben, jetzt, in diesem Augenblick.»

«Ich bin dankbar für den heutigen Tag.»

«Mit dem, was ich jetzt tue, geht es mir gut.»

«Ich habe alles in mir, was ich brauche, um mich rundum wohl zu fühlen.»

«Nichts auf der Welt kann mir angst machen.»

«Mein Körper kann Wunder vollbringen.»

«Ich bin völlig ohne Sorgen. Ich empfinde tiefen Frieden.»

«Ich fühle mich wohl, jetzt in diesem Augenblick.»

34

Üben Sie die Entspannungsreaktion

Streß trägt viel zur körperlichen und seelischen Pein einer Krebserkrankung bei. Streß läuft dem Wohlbefinden zuwider. Streß verwirrt die Gedanken und trübt den Blick fürs Wesentliche, etwas, was
für das Gesundwerden elementar ist. Aber Sie können etwas gegen
Streß tun. Herbert Benson, Kardiologe und Professor für Medizin
an der medizinischen Fakultät der Harvard-Universität, beschrieb
als erster die heilende Wirkung von Entspannung. Er prägte den
Begriff «Entspannungsreaktion». Dabei handelt es sich um eine einfache, wirksame und die Selbstheilungskräfte mobilisierende Medi-
tationstechnik, die die schädlichen Auswirkungen aller Arten von
Streß reduzieren kann, insbesondere desjenigen, der mit einer
Krebsdiagnose einhergeht.

Benson stellte fest, daß die Entspannungsreaktion noch wirksamer ist, wenn man sich während der Meditation auf ein Wort oder
einen Satz konzentriert, der eng mit dem persönlichen Glauben verbunden ist. Wählen Sie ein Wort oder eine kurze Sequenz, die eine
Bedeutung für Sie hat: ein Christ kann zum Beispiel den Satz aus
dem 23. Psalm wählen «Der Herr ist mein Hirte», ein Jude wählt
vielleicht «shalom», ein nichtreligiöser Mensch das Wort «Friede».
Suchen Sie sich einen Satz aus, der eine besondere Bedeutung für
Sie hat. Dr. Benson nennt das den «Glaubensfaktor» und erläutert,
in welchem enormen Ausmaß dieser zur Streßbewältigung beitragen kann.

Die Bemühung um tägliche Selbsterneuerung beginnt mit dem
Entschluß, Problemen mit mehr Gleichmut zu begegnen. Die Ent-

spannungsreaktion, insbesondere, wenn sie mit dem «Glaubensfaktor» gekoppelt ist, kann helfen, unseren Geist für und nicht gegen unsere Gesundheit arbeiten zu lassen.

Das können Sie tun

Die Entspannungsreaktion auszulösen ist einfach. Probieren Sie die folgenden Schritte aus:

1. Suchen Sie sich einen ruhigen Ort, wo Sie nicht abgelenkt werden, und nehmen Sie eine bequeme sitzende Haltung ein.
2. Wählen Sie ein Wort oder einen kurzen Satz, der tief in Ihrem Glauben verwurzelt ist, und konzentrieren Sie sich darauf.
3. Schließen Sie die Augen und entspannen Sie Ihre Muskeln, von den Zehen bis zur Stirn; achten Sie besonders auf den Schulter- und Nackenbereich, wo viele Spannungen festgehalten werden.
4. Atmen Sie langsam und ohne Anstrengung. Wiederholen Sie mit jedem Ausatmen Ihr Wort oder Ihren Satz.
5. Bleiben Sie passiv. Wenn Ihnen ein ablenkender Gedanke in den Sinn kommt, lassen Sie ihn einfach vorüberziehen und kehren Sie zu Ihrem Wort oder Satz zurück.
6. Üben Sie die Entspannungsreaktion zweimal am Tag jeweils zehn bis zwanzig Minuten lang.

35

Machen Sie Visualisierungsübungen

Ein weiterer Schritt zur Entspannung sind Visualisierungsübungen, also bewußt herbeigeführte innere Bilder. Sie sind ein wertvolles Mittel, das Ihnen hilft, Ihren Glauben an Ihre Fähigkeit zu stärken, daß Sie den Krebs überwinden können. Visualisierungsübungen sind insofern eine Ergänzung zur vorher beschriebenen Entspannungsreaktion, als sie normalerweise im Anschluß an eine solche Übung durchgeführt werden.

Bei den Visualisierungsübungen geht es im wesentlichen darum, sich das Immunsystem bildhaft vorzustellen, ebenso wie die Behandlung, die den Krebs wirksam bekämpft. In Ihrer Vorstellung verschwindet der Krebs, und Ihr Körper wird wieder gesund.

Sie können sich den Krebs realistisch oder auch symbolisch vorstellen. Wer ein realistisches Bild bevorzugt, kann in einem medizinischen Buch nachschlagen, wie Krebszellen aussehen. Die meisten Patienten erfinden symbolische Bilder. Ich habe Leute ihren Krebs als Sand, als Lehmklumpen oder sogar Eiswürfel beschreiben hören. Ich sah meinen als Gelee. Wenn Sie Ihre Krankheit imaginieren, achten Sie darauf, daß das Bild, das Sie für den Krebs finden, schwach und verwirrt ist. Verleihen Sie ihm keine Macht. Ihre Bildvorstellungen müssen nicht im eigentlichen Sinne korrekt sein. Es kommt darauf an, welche Bedeutung Sie dem Krebs zubilligen. Geben Sie ihm keine Kraft, ganz egal ob Sie ein realistisches oder ein symbolisches Bild wählen.

Wenn Sie sich in Behandlung befinden, stellen Sie sich diese Behandlung als stark und mächtig vor. Sie zerstört die schwachen Krebszellen, die gesunden Zellen jedoch bleiben unversehrt. Und stellen Sie sich vor, wie Ihr Immunsystem den Krebs bekämpft und ihn aus Ihrem Körper ausscheidet. Stellen Sie sich vor, wie der Krebs schrumpft, bis er völlig verschwunden ist. Wenn Sie Schmerzen haben, stellen Sie sich vor, wie Ihre weißen Blutkörperchen zu der schmerzenden Stelle eilen, um sie zu lindern. Welches Problem Sie auch haben, geben Sie Ihrem Körper das Kommando, sich selbst zu heilen. Visualisieren Sie den Heilungsprozeß so, wie es Ihnen sinnvoll erscheint. Beenden Sie die Visualisierungsübung, indem Sie sich vorstellen, wie Sie aussehen, wenn Sie gesund sind, befreit von der Krankheit und voller Energie.

Was Ihnen das bringt? Bei den meisten Menschen reduzieren sich durch Visualisierungsübungen die Ängste, denn allein die Vorstellung verleiht ihnen ein stärkeres Gefühl von Kontrolle. Viele Wissenschaftler sind der Auffassung, daß geistige Prozesse einen unmittelbaren biochemischen Einfluß auf den Körper haben. Das Gefühl von Hoffnung wird verstärkt, was eine körperliche Reaktion nach sich zieht. Durch Visualisierungen verändert sich das Hormongleichgewicht; Stoffe, die die Immunfunktion blockieren, können so ausgeschaltet werden, und der Körper hat die Möglichkeit, sich selbst zu heilen.

Manche Menschen halten Visualisierungsübungen für Selbstbetrug. Sie wüßten ja schließlich ganz genau, daß der Tumor gewachsen sei, argumentieren sie. Unterscheiden Sie zwischen dem, was geschieht, und dem, was Sie sich wünschen. Es ist durchaus möglich, sich vorzustellen, wie der Krebs schrumpft, auch wenn er in diesem Augenblick vielleicht noch wächst. Das ist kein Selbstbetrug, sondern der heilsame Versuch, dem, was geschieht, eine Richtung zu geben. Dieser «Kunstgriff» ist bei allem, was man im Leben anstrebt, notwendig. Zunächst steht die Realität hinter der Vision des erwünschten Ergebnisses zurück. Aber diese *Vision* wird uns in die Richtung weisen, in die wir gehen müssen.

Wenn Sie mit dieser Technik arbeiten wollen, sollten Sie sich zunächst mit Hilfe der Entspannungsreaktion entspannen. Dann probieren Sie diese Bilderfolge aus:

1. Stellen Sie sich vor, daß die Krebszellen in Ihrem Körper schwach und verwirrt sind.
2. Machen Sie sich vor Ihrem geistigen Auge ein Bild von Ihrer Behandlung und Ihrem Immunsystem und davon, wie Sie den Krebs überwinden.
3. Stellen Sie sich bildlich vor, wie die Krankheit durch die natürlichen Körperprozesse aus Ihrem Körper ausgeschieden wird.
4. Sehen Sie vor Ihrem geistigen Auge, wie der Krebs schrumpft, bis er völlig verschwunden ist.
5. Lassen Sie vor Ihrem inneren Auge ein Bild von sich selbst entstehen – gesund und voller Lebensfreude.

Das können Sie tun

Entspannen Sie sich und führen Sie dann eine Visualisierungsübung durch; zweimal täglich.

36

Minimieren Sie die Nebenwirkungen Ihrer Behandlung

Weit verbreitet ist die Ansicht, Krebsbehandlungen seien unwirksam und hätten drastische Nebenwirkungen. Schenken Sie diesem Vorurteil keinen Glauben!

Nahezu täglich wird die Wirksamkeit von Krebstherapien verbessert. Immer neue Medikamente gegen Übelkeit können die negativen Nebenwirkungen, unter denen manche Krebspatienten zu leiden haben, lindern.

Eine ebenso wichtige Rolle bei einer Behandlung spielen Gedanken und Vorstellungen. In einem klinischen Versuch für eine neue Chemotherapie wurde einem Teil der untersuchten Gruppe eine Kochsalzlösung gegeben, also steriles Salzwasser. 30 Prozent dieser Gruppe verloren ihre Haare! Häufig überkommt Patienten nicht während oder nach der Behandlung Übelkeit, sondern auf ihrem Weg *zur* Behandlung. Es gibt unzählige Beispiele, wo die gleiche Behandlung mit ähnlichem Erfolg bei verschiedenen Patienten radikal unterschiedliche Nebenwirkungen hatte. Dies alles zeigt nur zu deutlich die Macht der Gedanken; Überzeugungen wurden zu biologischer Realität.

Sie und ich nehmen die gleiche Behandlung möglicherweise vollkommen unterschiedlich wahr. Bei einem unserer Seminare bat ich Karola, eine Frau mit Brustkrebs, ein Bild zu malen, das ihre Chemotherapie darstellen sollte. Ein paar Minuten später kam sie zu mir mit einer Zeichnung von einem Teufel, der ihr Gift verabreichte. Im gleichen Seminar berichtete Renate, sie habe sowohl Chemotherapie als auch eine Strahlentherapie abgelehnt, weil sie beides als hochgiftig ansah und für schädlicher hielt als den Krebs selbst. Als ich Renate bat, Chemotherapie und Strahlentherapie bildlich darzustellen, malte sie eine Tischplatte, durch die sich Säure gefressen hatte, und einen Lichtstrahl, der ein Baby im Kinderwagen blendete.

Eine derart negative Wahrnehmung einer Therapie stand der Möglichkeit des Körpers, positiv auf die Behandlung zu reagieren, im Weg. Akzeptiert ein Patient eine Behandlung hingegen als etwas, das ihm Gutes tun will, wirkt sich diese Wahrnehmung auch positiv auf die Therapie aus. Die beste Möglichkeit, wie Sie Ihrer Behandlung die positive Seite abgewinnen können, besteht darin, sie zu Ihrer Sache zu machen. Sie sollten überzeugt davon sein, daß diese Therapie im Augenblick das Beste ist, was Sie für sich tun können.

Damit das Ergebnis Ihrer Behandlung so positiv wie möglich ausfällt, können Sie sich selbst mit einer Visualisierungsübung programmieren, eine spezielle Übung, die Sportler mit Erfolg beim Training anwenden. Wenn Sie sich entspannt haben, stellen Sie sich vor, Sie sitzen in der Arztpraxis oder liegen in einem Krankenhausbett, wo Ihnen die Behandlung verabreicht wird. Vor Ihrem geistigen Auge sehen Sie, wie der Krebs schrumpft. Spüren Sie, wie Ihre Kräfte zurückkehren. Am Ende Ihrer imaginierten Behandlung fühlen Sie sich gut und sind bereit, Ihre wiederhergestellte Gesundheit in vollen Zügen zu genießen, ja Sie fühlen sich wohler als je zuvor.

Wenn Sie diese Visualisierung im Vorfeld Ihrer Therapie etwa hundertmal gemacht haben, wird Ihr Körper so positiv und mit so wenigen Nebenwirkungen wie möglich auf die Behandlung reagieren. Sie können auch noch während der Behandlung damit anfangen. Wie ein Sportler vor dem Wettkampf durchleben Sie zunächst im Geiste, was auf Sie zukommt. Der Körper aber lernt dadurch, wie er in der realen Situation reagieren soll.

Das können Sie tun

Betrachten Sie Ihre Behandlung als Freund, der Ihnen wohlgesonnen ist. Nehmen Sie sich Zeit, um sich bildlich vorzustellen, wie Ihre Behandlung wirkt und Ihnen hilft. Stellen Sie sich vor, Sie sind gesund, verspüren keinerlei Nebenwirkungen und fühlen sich wieder pudelwohl.

In diesem Abschnitt wurde dargestellt, wie Sie sich das Zusammenwirken von Körper, Geist und Seele zunutze machen und in praktische Schritte umsetzen können. Es gäbe noch viel über den Einfluß des Geistes auf die Gesundheit zu sagen. Wenn Sie mögen, können Sie weiterlesen. Fangen Sie mit den Büchern auf Seite 108 f. an.

Sechstes Kapitel

Gesundheit: Ihre neue Lebensperspektive

Es ist nicht einfach, sich vorzustellen, daß eine Krebserkrankung auch ihr Gutes haben kann. Angesichts einer Diagnose, die soviel Angst auslöst, angesichts unzähliger Entscheidungen, die im Zusammenhang mit der Behandlung zu treffen sind, und angesichts der Notwendigkeit, mit eventuellen Nebenwirkungen der Therapie fertig zu werden, wie soll man eine Krebserkrankung da als etwas Positives sehen?

Und doch berichten Tausende von überlebenden Krebspatienten, daß sich als unmittelbares Resultat ihrer Krankheitserfahrung ihre Lebensperspektive und ihre gesamte Persönlichkeit konkret und dauerhaft verändert hat. Eine Krebserkrankung eröffnet ein völlig neues Leben. Auch für Sie.

37

Entziffern Sie die Botschaft
Ihrer Krankheit

Geben Sie dem Krebs einen neuen Rahmen, dann können Sie anfangen, Ihre Krankheit mehr als Herausforderung denn als Bedrohung zu sehen. Jetzt ist es an der Zeit, noch einen Schritt weiter zu gehen. Wenn eine Krebserkrankung als Herausforderung betrachtet werden kann, zu was fordert sie heraus?

Die Herausforderung einer Krankheit ist meiner Ansicht nach eine Botschaft, ein Appell, eine Möglichkeit, sich weiter zu entwickeln. Und in diesem Teil des Gesundungsprozesses liegt die Saat wirklicher Heilung und bleibender Gesundheit.

Könnte der Krebs eine Botschaft sein, die Ihnen signalisiert, Veränderungen in Ihrem Leben vorzunehmen? Auf der körperlichen Ebene haben wir bereits einige Veränderungen diskutiert – Ernährung, Bewegung, sonstige Lebensgewohnheiten. Gibt es darüber hinaus vielleicht noch mehr?

Viele überlebende Krebspatienten halten ihre Krankheit für einen Aufruf zu persönlicher Veränderung, nicht nur im Hinblick auf gesündere Lebensweisen, sondern vor allem in bezug auf ihre Einstellungen und ihr Selbstbild. Kluge Patienten nutzten die Erfahrung einer Krebserkrankung und betrachten sie als Wendepunkt im Leben, eine Phase, in der sie uneffektive und einschränkende Verhaltensweisen in Beziehungen, Beruf und anderen Lebensbereichen durch konstruktivere, befriedigendere ersetzen.

Ich glaube, die Fähigkeit, eine solche Einstellung zu einer Krebserkrankung zu entwickeln, hat jeder. Wie wir auf eine Diagnose reagieren, liegt in unserer Macht. Wenn ich diese Ansicht äußere, wird mir oft vorgeworfen, ich wolle damit in gewisser Weise sagen, jeder habe sich seine Krebserkrankung selbst zuzuschreiben. Das will ich keinesfalls! Wir haben vielleicht unwillentlich dazu beigetragen, aber keiner von uns hat es mit Absicht darauf angelegt, eine lebensbedrohliche Krankheit zu bekommen. Bei der Botschaft Ihres Körpers geht es nicht um Schuld! Wenn ich von «Verantwortung» rede, will ich damit auch keineswegs Schuldgefühle provozieren, sondern aufzeigen, daß wir, wenn wir zu unserer Krankheit beigetragen haben, auch dazu beitragen können, wieder gesund zu werden. Und der springende Punkt dabei ist, das Leben anders einzurichten.

Die Patienten, die an ihrem Heilungsprozeß gearbeitet haben, indem sie in ihrer Krankheit eine Botschaft zu entdecken suchten, können meist eine Verbindung zwischen ihrem körperlichen, emotionalen und sogar spirituellen Zustand und dem Ausbruch ihrer Krankheit erkennen. Aber noch wichtiger ist, daß ermutigend viele der Überlebenden, die ich interviewte, den Beginn ihrer Heilung rückblickend festmachen konnten an ihrem Entschluß, Überzeugungen und Verhaltensweisen zu verändern. Sie waren in der Lage herauszufinden, was ihnen durch ihre Erkrankung mitgeteilt werden sollte, und entschieden sich für eine Reaktion, die ihr Leben veränderte. Und Sie können das auch. Überlegen Sie sich Folgendes:

Welche stark belastenden Ereignisse oder Veränderungen gab es ein oder zwei Jahre vor der Diagnose?

Solche einschneidenden Ereignisse können der Tod des Partners oder eines Kindes sein, der Verlust des Arbeitsplatzes und gravierende finanzielle Probleme. Aber auch weniger offensichtliche Belastungen können dazu gehören, wie Enttäuschungen, wichtige Anpassungsleistungen oder anhaltende Konflikte in persönlichen Beziehungen. Die meisten Überlebenden können mehrere belastende Ereignisse benennen, die ihr Leben beeinflußten, bevor sie Krebs bekamen.

Wie habe ich emotional auf diese Umstände reagiert?

Haben Sie vielleicht die Bedürfnisse anderer vor Ihre eigenen gesetzt? Hätten Sie sich anders verhalten können? Haben Sie sich gestattet, einen Verlust zu betrauern, oder haben Sie beschlossen, Ihre Gefühle nicht zu zeigen? Haben Sie sich erlaubt, in dieser belastenden Zeit um Hilfe zu bitten? Wie wirksam haben Sie emotional selbst für sich gesorgt? Die meisten Krebspatienten können bei einer näheren Untersuchung dieser Fragen entscheidende Einsichten gewinnen.

Wie lassen sich meine Reaktionen auf belastende Situationen verändern?

Lassen sich diese Umstände oder Menschen aus Ihrem Leben entfernen? Wenn nicht, wie können Sie damit umgehen und gleichzeitig Ihre eigenen Bedürfnisse ausreichend berücksichtigen? Wissen Sie überhaupt, welches Ihre wirklichen Bedürfnisse sind? Haben Sie konsequent versucht, Möglichkeiten zu finden, sie zu befriedigen, unabhängig von dem, was andere vielleicht sagen oder denken könnten?

Das können Sie tun

Machen Sie gründlich Inventur. Scheuen Sie sich nicht, sich mit unbequemen Fragen auseinanderzusetzen. Vervollständigen Sie in Ihrem Notizheft die folgenden Punkte:

1. Stark belastende Ereignisse ein oder zwei Jahre vor der Diagnose oder dem Rezidiv waren

   ----

   ----

2. Meine drei wichtigsten Reaktionen auf diese stark belastenden Situationen waren

   a) --

   b) --

   c) --

3. Ich hätte diese Situationen verändern können, indem ich

----

4. Ich hätte meine emotionale Reaktion verändern können, indem ich

----

Vervollständigen Sie diese Sätze und überlegen Sie, ob Sie für heute Schluß machen wollen. Denken Sie sorgfältig über das nach, was Ihnen durch diese Übung bewußt geworden ist.

38

Leben Sie im Hier und Jetzt

Viele Menschen, die an Krebs erkrankt sind, machen sich das Leben unnötig schwer, indem sie viel über Vergangenes und Zukünftiges nachsinnen. Machen Sie es sich zum Ziel, in der Zeit, die Ihnen jetzt zur Verfügung steht, in diesem kostbaren gegenwärtigen Augenblick, möglichst gut zu leben.

Wie oft haben Sie sich bei dem Gedanken ertappt: «Wenn ich nur dieses oder jenes nicht getan hätte!» «Wenn ich doch nur nicht geraucht hätte.» «Wenn ich doch besser für mich gesorgt hätte.» «Wenn ich doch nur ...» «Wenn ich doch nur ...» «Wenn ...» Wir suhlen uns in Selbstmitleid und Bedauern über Vergangenes und versäumen den Augenblick, der uns jetzt gegeben ist.

Dann wieder lassen wir zu, daß die Angst vor der Zukunft uns überwältigt: «Was ist, wenn dieses oder jenes geschieht?» «Was, wenn der Krebs streut?» «Was, wenn die Chemo keinen Erfolg hat?» «Was, wenn ...», «Was wenn ..., was wenn ...» Jetzt nehmen wir den gegenwärtigen Moment nicht wahr, weil wir uns auffressen lassen von dem, was in der Zukunft geschehen könnte.

Leben Sie in der Gegenwart! Leben Sie jetzt! Leben Sie heute! Leben Sie in dieser Stunde. Kosten Sie jede Minute Ihres Lebens voll aus. Was vergangen ist, ist vergangen – wie sehr wir manches auch bedauern mögen, wir werden nichts daran ändern können. Und unsere Sorgen um die Zukunft werden unser Leben um keine einzige Minute verlängern. Im Gegenteil, Ängste und Sorgen vermindern die Minuten, die wir jetzt haben, denn sie lenken davon ab, sie zu genießen.

Sind Wohlergehen und Glück denn ganz und gar von der körperlichen Verfassung abhängig? Ich glaube nicht! Genießen Sie den Augenblick. Würdigen Sie die Tatsache, daß Sie auch mit Krebs leben können, hier und jetzt. Das Geheimnis ist, jeden Moment bewußt zu (er)leben. Das hat nichts mit *Quantität* zu tun, damit, wie viel Zeit uns gegeben ist. Um so mehr hat es mit *Qualität* zu tun, damit, wie wir diese Zeit nutzen. Warten Sie nicht, bis es Ihnen «besser» geht, um Ihr Leben auszukosten. Leben Sie jetzt!

Brenda, eine Patientin mit Lymphkrebs, berichtete, sie habe sich von ihren Ängsten auffressen lassen. «Ich war ständig in Sorge, nicht nur angesichts meiner Krebserkrankung, sondern mein ganzes Leben hindurch. Meine Eltern ließen sich scheiden, und ich bangte um meine Mutter. Mein Vater reiste viel, und ich machte mir Sorgen, er könne mit dem Flugzeug abstürzen. Außerdem hatte ich Schulden, unbezahlte Kredite hingen seit Jahren wie ein Damoklesschwert über meinem Kopf. Und warum konnte ich keine Beziehung zu einem Mann aufrechterhalten? Hatte ich auch in dieser Hinsicht hoffnungslos versagt? Und dann, zur Krönung des Ganzen, bekam ich auch noch Krebs.»

Bei Corwin wurde im Alter von 56 Jahren Darmkrebs festgestellt. «Das passierte zwei Jahre, nachdem mein Geschäft bankrott gegangen war. In diesen zwei Jahren kreisten meine Gedanken immer um das gleiche Thema: «Was hätte ich anders machen können? Wenn ich doch nur nicht so viel in eine neue Produktlinie investiert hätte. Warum habe ich die Rezession nicht erkannt? Warum habe ich unserem wichtigsten Kunden immer weitere Kredite eingeräumt? Ich hätte schon Wochen früher Kurzarbeit oder Feierschichten ankündigen sollen. Warum habe ich nicht auf die Leute von der Bank gehört? Wie sollte ich je von meinen Schulden herunterkommen? Wenn nur die Familie darunter nicht zu leiden hätte. Das Leben ist so ungerecht. Ich bin ruiniert.»

Brenda und Corwin machen beide den gleichen Fehler. Beide vergiften sich den Augenblick: Brenda findet vor lauter Sorge um die Zukunft keinen Frieden, und Corwin ist gefesselt von Selbstvorwürfen, die ihn in der Vergangenheit festhalten. Keiner von beiden kann im Hier und Jetzt leben. Und doch liegt ihre einzige Chance, sich wirklich wohl zu fühlen, in der Gegenwart. Dazu ist es nötig, den gedanklichen Schwerpunkt zu verlagern: Anstatt das, was man in der Vergangenheit getan haben könnte, oder das, was einem in der Zukunft begegnen mag, gebetsmühlenartig zu durchdenken, sollten Menschen wie Corwin und Brenda sich darauf konzentrieren, was sie jetzt und hier tun können.

Damit es uns wirklich gutgehen kann, müssen wir begreifen, daß die Vergangenheit nicht gleichzusetzen ist mit der Zukunft. Im Jetzt zu leben befreit von den inneren Fesseln, die unsere Heilung behindern.

Die Vergangenheit ist vorüber. Sie kann Ihnen nichts mehr tun, es sei denn, Sie lassen es zu, daß sie Ihr Leben weiter beherrscht. Die Zukunft kann Ihnen nichts anhaben, es sei denn, Sie lassen es zu, daß Ihre angstbesetzten Gedanken Ihre Zukunft bestimmen. Die einzige Zeit, die wirklich Ihr Leben verändern kann, ist die Gegenwart. Und Vergangenheit, Gegenwart und Zukunft sind nicht unbedingt voneinander abhängig. Nur weil Sie jetzt Krebs haben, kann man noch lange nicht mit Sicherheit vorhersagen, daß Sie auch nächstes Jahr noch Krebs haben werden. Jetzt, in diesem Augenblick, haben Sie die Macht, etwas zu tun, das Ihr Leben verändern kann. Machen Sie jetzt Gebrauch von dieser Macht!

Das können Sie tun

Lassen Sie alle Gedanken oder Urteile fahren, die Sie in der Vergangenheit festhalten. Lassen Sie alle Ängste los, die Sie daran hindern, für eine gesunde Zukunft zu sorgen. Entscheiden Sie sich heute, in diesem Moment, für eine Aktivität, die Ihnen Vergnügen bereitet, Sie zufrieden und glücklich macht. Und tun Sie es jetzt! Machen Sie sich bewußt, daß es unbegrenzte Möglichkeiten gibt, solche Momente zu erleben. Sie warten nur drauf, daß Sie sie beim Schopfe packen. Hier, in diesem Moment, finden Sie wirklich Ihr Wohlergehen.

39

Nehmen Sie sich Zeit für spielerische Aktivitäten

Wieviel Zeit haben Sie sich in der letzten Woche genommen, um zu spielen? Gar keine? Dann befinden Sie sich in bester Gesellschaft: die meisten Erwachsenen spielen nicht. Das ist schade.

Die Vorstellung, daß Spielerisches zum menschlichen Leben gehört, wird häufig abgetan mit dem Satz: «Das ist nichts für Erwachsene»; irgendwie glauben wir, Spielen sei nicht «erwachsen». Überwinden Sie dieses Denken! Spielerische Aktivitäten bringen Sie auf den Weg zum Wohlbefinden.

Alle Menschen haben von Natur aus eine spielerische Ader. Die meisten unterdrücken dieses Bedürfnis jedoch. Aber wir täten gut daran, uns spielerische Aktivitäten zu gestatten und eine Zeit dafür in unseren Tageslauf aufzunehmen. Diese Zeit sollte Ihnen kostbar sein, Sie sollten sie ebenso wichtig nehmen wie andere Lebensbereiche, Arbeit und Familie zum Beispiel.

Manchmal glauben wir, etwas spielerisch zu tun, obwohl das gar nicht stimmt. Ed, der Knochenkrebs bekam, gehörte zu einem Dixiland-Quartett. Er war überzeugt, Musizieren sei «Spiel» für ihn. Dann begann Ed, dieses «Spiel» genauer zu untersuchen. Bald fand er heraus, daß die Musik für ihn weniger ausgelassenes Spiel als vielmehr Konkurrenzkampf bedeutete, denn er nahm mit seiner Gruppe an Wettbewerben teil, um zu gewinnen – ein Druck, der eigentlich gar nicht notwendig war. Ed schied aus dem Quartett aus und fing statt dessen an, Drachen zu bauen, wobei jegliche Form von Leistungsdruck seiner eigenen Entscheidung oblag. Welch eine wertvolle Lektion!

Denken Sie daran, man ist nie zu müde, um spielerisch etwas zu tun. Wenn Sie meinen, Sie seien müde, ist das in Wirklichkeit vielleicht ein Signal, daß Sie genau dies tun sollten. Spielerische Aktivitäten mobilisieren Energiereserven. Sie sind ein wichtiger Beitrag zum Wohlbefinden.

Hier eine Liste von zehn nicht-wettbewerbsorientierten spielerischen Aktivitäten:

1. Schlendern Sie am Strand entlang
2. Lassen Sie einen Drachen steigen
3. Schießen Sie ein Tor
4. Machen Sie eine Fahrradtour
5. Malen Sie ein Bild
6. Verfassen Sie ein Gedicht
7. Hüpfen Sie über den Hof
8. Singen Sie
9. Hören Sie Musik
10. Genießen Sie eine schöne Landschaft

Das können Sie tun

Stellen Sie sich Ihre eigene Liste spielerischer Aktivitäten zusammen und notieren Sie sie in Ihrem Heft. Legen Sie dann (jetzt!) dieses Buch beiseite, und gehen Sie eine halbe Stunde spielen. Gehen Sie! Spielen Sie!

40

Lachen Sie sich gesund

Norman Cousins hat mit seinen Büchern viel zu unseren Erkenntnissen über die Macht der emotionalen und spirituellen Entscheidungen beigetragen. Ganz besonders bekannt geworden ist er für die Bedeutung, die er dem Lachen beimißt. In seinem Buch «Der Arzt in uns selbst» bezeichnet Cousins das Lachen als Jogging der Seele. Und seit 1979, als das Buch in den USA erschien (1981 in Deutschland), wurde von der Wissenschaft bestätigt, daß das Lachen eine positive biochemische Entsprechung hat.

Seien Sie fröhlich! Es wird sich unmittelbar auf Ihr Wohlergehen auswirken. Achten Sie einmal darauf, wie entspannt Sie sich fühlen, wenn Sie über eine gute Geschichte gelacht oder wenn Sie einen lustigen Film gesehen haben. Es ist wunderbar!

Jack ist Bankmanager, erfolgreich, wohlhabend, Besitzer eines wunderschönen Hauses auf dem Land, und er hat Prostatakrebs. «Ich dachte, mein Gott, ich werde sterben. Noch nie hatte ich eine so große Bedrohung erlebt wie diese Krebserkrankung», berichtete er. Jack machte eine Strahlentherapie. In dem Krankenhaus, wo er behandelt wurde, traf er Delmar, einen älteren Mann, der jede Menge Geschichten zu erzählen hatte und vor Fröhlichkeit und guter Laune förmlich überschäumte. Delmar hatte vor über sieben Jahren die gleiche Behandlung wegen Prostatakrebs erfolgreich abgeschlossen. Jetzt arbeitete er ehrenamtlich dreimal in der Woche im Krankenhaus. «Mein Job», sagt Delmar, «ist der eines Hofnarren.»

Die meisten Menschen halten Ernsthaftigkeit für eine große Tugend. Wir neigen zu der Vorstellung, Lachen oder Kichern sei kindisch, jedenfalls kein angemessenes Verhalten für einen Erwach-

senen. Jack war ebenfalls dieser Ansicht: «Schließlich sind Bankge-
schäfte eine ernsthafte Angelegenheit. Und wenn man ernst genommen werden will, muß man auch ernsthaft sein.»

So ein Blödsinn! Es ist kein Widerspruch, erwachsen *und* fröhlich
oder albern zu sein. Es ist nicht verkehrt, auch wenn man krank ist,
das Leben leicht zu nehmen. Das bedeutet ja nicht unbedingt, die
Wirklichkeit irgendwie neurotisch zu verdrängen. Vielmehr ist es
vielleicht die Gelegenheit, von Zeit zu Zeit das Kind in Ihnen her-
auszulassen. Nehmen Sie Kontakt auf mit diesem ausgelassenen,
vor Lebenslust sprühenden kleinen Alter ego. Spielen Sie mit Ihren
eigenen Kindern und Enkeln und genießen Sie es. Lachen Sie über
sich selbst und Ihre Ernsthaftigkeit.

Jack erzählte, er habe von Delmar viel über das Leben gelernt.
Und er sagte: «Als ich aufhörte, so verdammt ernsthaft zu sein, fing
ich an, gesund zu werden.»

Das können Sie tun

Machen Sie sich auf. Leihen Sie sich einen witzigen Film aus der
Videothek. Sehen Sie sich Ihre Lieblingsserie im Fernsehen an. Ge-
hen Sie ins Theater oder in einen albernen Kinofilm. Lachen Sie!
Bringen Sie Ihre positive Körperchemie und Ihre Hormone auf
Trab. Das macht gesund.

41

Überprüfen Sie Ihre Beziehungen

Andere Menschen. Ehemann oder Ehefrau, Freunde, Liebhaber, Kinder, Verwandte, Chef, Kollege oder Angestellter – die Liste ist endlos. Manchmal kommt es einem so vor, als bestünde das ganze Leben aus Beziehungen. Die Lebensqualität ist offenbar weitgehend davon abhängig, wie man mit den Menschen auskommt, die im eigenen Leben eine große Rolle spielen. Aber auch das Fehlen von Beziehungen bringt viel Disharmonie und Unzufriedenheit mit sich. Ob Sie wollen oder nicht, Beziehungen sind zentral für unser Lebensgefühl und dafür, wie wir eine Krankheit erleben.

Patienten, die eine Krebserkrankung überlebt haben, widmeten den Beziehungen, in denen sie unterstützt und motiviert wurden, viel Zeit und Energie. Und sie gingen auf Distanz zu Menschen, die ihnen Kraft nahmen. Patricia vertraute uns in einer Sitzung der Selbsthilfegruppe an, was das für sie bedeutete: «Ich mußte einfach ausziehen, obwohl es wirklich schwierig war. Insbesondere weil es bedeutete, meine beiden Kinder zu verlassen. Aber mir war klar, daß ich zu dieser Zeit genau das brauchte. Und ich blieb fast drei Monate weg.»

Patricia hatte als Studentin geheiratet und bekam ihr erstes Kind, bevor ihr Mann sein Examen gemacht hatte. Sie stellte ihre eigene Ausbildung zurück und schloß ihr Studium nie ab, was ihr Mann ihr offenbar ewig vorhielt.

«Er kritisierte mich ständig», berichtete Patricia. «Und ich schrie ihn an und versuchte, mich gegen seine Angriffe zu wehren. Ich hielt ihm dann all die Gelegenheiten vor, bei denen er mich enttäuscht hatte. Und er konterte, indem er mir meine Schwachpunkte vorhielt. Es war ein Teufelskreis. Deshalb mußte ich dort einfach heraus.»

War die gescheiterte Ehe mitverantwortlich für Patricias Gebärmutterkrebs? Ich glaube ja. Jedenfalls sah Patricia darin einen Grund. Auf gewisse Weise waren ihre Eheprobleme mit ihren gesundheitlichen Problemen verbunden. Als sie sich um den medizinischen Teil der Behandlung gekümmert hatte, begann sie, ihre Beziehung zu ihrem Ehemann zu untersuchen.

Man muß Patricia zugute halten, daß sie sich wirklich darum bemühte, daß ihre Ehe funktionierte. Sie ging zu einem Eheberater, der ihr half zu erkennen, welchen Anteil sie selbst an den ewigen Auseinandersetzungen hatte. Unter seiner Anleitung gelang es Patricia zu durchschauen, welche Reaktionen sie wählte, und er half ihr auch, andere, angemessenere Reaktionen auf die Bemerkungen ihres Mannes zu finden. Heute arbeiten sie und ihr Mann daran, ihre Beziehung zu verbessern, und Patricia ist ohne Befund.

In den Beziehungen zu anderen spiegelt sich oft die Beziehung zu uns selbst. Haben Sie Probleme mit einem Kollegen? Gehen Sie in sich und versuchen Sie herauszufinden, welchen Konflikt Sie mit sich herumschleppen. Haben Sie ein Kind, das eigensinnig und ungezogen ist? Sehen Sie nach innen. Sind Sie davon überzeugt, daß Kinder generell eigensinnig und ungezogen sind?

Die Erforschung der eigenen Seele ist das einzige, auf das wir wirklich Einfluß haben. Die zentrale Aufgabe beim Nachdenken über Beziehungen ist, Innenschau zu halten und die Wahrheit zu ergründen: Der einzige Weg, andere zu verändern, besteht darin, zuerst sich selbst zu verändern.

Ist eine Gesundung von Beziehungen immer mit einer Heilung des Körpers verknüpft? Ich glaube, daß beides zusammengehört, aber ich kann mich dabei nur auf anekdotische Nachweise beziehen. Wenn wir aufhören, uns und andere für Dinge zu bestrafen, die in der Vergangenheit geschehen sind, dann sind wir frei, uns wirklich einer umfassenden Heilung zu widmen. In vielen Fällen hat das eine weitgehende und rasche Verbesserung der körperlichen Verfassung zur Folge.

Überlebende Krebspatienten überprüfen ihre Beziehungen. Sie verändern, was sie verändern können, nämlich sich selbst. Mit allem anderen machen sie ihren Frieden. Auf diese Weise gelangt man in vielen Fällen auf eine neue Ebene von Wohlbefinden.

Das können Sie tun

Überlegen Sie, wer die zehn wichtigsten Personen in Ihrem Leben sind. Numerieren Sie zehn Seiten in Ihrem Notizheft von eins bis zehn und schreiben Sie jeweils oben auf die Seite die Namen dieser Personen. War Ihnen vorher bewußt, daß dies die zehn wichtigsten Menschen in Ihrem Leben sind? Gibt es darunter Beziehungen, die Sie besser auf Eis legen? Markieren Sie diese. Gibt es Beziehungen, die verbessert werden müssen? Wenn Sie in jeder Beziehung einen Punkt verändern könnten, welcher wäre das? Ist Ihnen bewußt, wie wichtig diese Arbeit für Ihre Gesundheit ist?

42

Gehen Sie über die Frage
nach dem «Warum» hinaus

Unvermeidlich stellen Krebspatienten die Frage: «Warum ist mir das passiert?»

Das Problem mit der Frage nach dem «Warum» ist, daß uns die Antworten, die wir darauf bekommen, nur selten gefallen. Wir sträuben uns dagegen und wollen sie nicht akzeptieren. Manche halten Krebs für eine Frage der Lebensgewohnheiten, das gilt besonders, wenn jemand krank geworden ist, der geraucht hat. Auch wenn das in manchen Fällen vielleicht richtig sein mag, bei genauerer Untersuchung aller Krebspatienten oder aller Raucher hält diese Begründung nicht stand. Andere meinen, die Antwort auf die Frage «Warum» sei in der Umwelt zu suchen: «Wir haben unseren Planeten verseucht. Wir werden noch alle krank werden.» In einigen Fällen mag sich die Erkrankung aus einem Kontakt mit Umweltgiften erklären lassen, aber warum bleiben andere Leute, die den gleichen Karzinogenen ausgesetzt sind, vollkommen gesund?

Die Frage «Warum gerade ich?» wird oft auch religiös beantwortet. Durchaus wohlmeinende Menschen scheuen sich nicht zu behaupten, Gott benutze Krebs, um Sünden zu bestrafen, Sünde zu verhüten oder den Betroffenen im Interesse seines eigenen Seelenheils zum Besseren zu bekehren, um Ungläubige Gottesfurcht zu lehren oder Betroffene und ihre Angehörigen dazu zu bringen, sich seinem Willen zu unterwerfen. Ich finde das unglaublich!

In der Frage nach dem «Warum» steckt eine Schuldzuweisung. Diese Frage ist nichts weiter als ein Eingeständnis der eigenen Hilflosigkeit und das Weitergeben von Verantwortung an andere – an die Umstände, an die Eltern, die Ärzte, die Umwelt, an Gott. Aber Schuldzuweisungen helfen nicht weiter. Schuldzuweisungen schaffen nur hilflose Opfer, und als solches, so hoffe ich, sehen Sie sich inzwischen nicht mehr.

Der Prozeß, in einem umfassenden Sinn gesund zu werden, beginnt dann, wenn wir aufhören, die Frage nach dem «Warum» zu stellen, und statt dessen anfangen, über die Frage nach dem «Wozu» nachzudenken. Oder anders formuliert: «Zu welchem Zweck bin ich krank geworden?» Oder: «Wie läßt sich das, was ich jetzt erlebe, zum Guten wenden?» Die beste Frage, die jemand stellen kann, der an Krebs erkrankt ist, lautet: «Was kann ich tun, damit diese Erfahrung mir, meinen Mitmenschen und der Welt zum Vorteil gereicht?»

Das können Sie tun

Schlagen Sie in Ihrem Notizheft eine neue Seite auf. Setzen Sie als Überschrift darüber die Frage: «Wie kann ich meiner Erfahrung mit der Krebserkrankung etwas Positives abgewinnen?» Überlegen Sie schreibend, inwiefern Sie glauben, daß Krebs Ihnen und anderen körperlich, seelisch und geistig helfen kann. Ergänzen Sie diese Liste im Verlauf Ihres Heilungsprozesses um neue Einsichten und Erfahrungen; Sie erreichen damit ein tieferes Verständnis Ihrer Krankheit.

43

Überwinden Sie Ihren «inneren Schweinehund»

Ein gesundes Leben zu führen erfordert, Prioritäten zu setzen und einen Weg zu wählen, der nicht immer leicht oder bequem ist. An einem regnerischen Tag erscheint es viel einfacher, im Bett zu bleiben und jeden Gedanken an sportliche Betätigung zu verbannen. Und oft ist es viel verlockender, in einem Fast-Food-Restaurant schnell etwas in sich hineinzustopfen, als ein vollwertiges Mittagessen zuzubereiten. Auch wenn wir die besten *Absichten* haben, oft hapert es, wenn es um die praktische Umsetzung geht.

Um gesund zu werden, braucht man ein gewisses Maß an Selbstdisziplin, und dazu gehören das Denken *und* das Handeln, die Absicht *und* die Ausführung. Dieses Prinzip gilt, wenn Sie gerade frischgebackene Schokoladenkekse vor sich haben, wenn es an einem kalten trüben Morgen schwerfällt, das Bett zu verlassen, um Sport zu treiben, oder wenn Sie einer Person gegenüberstehen, der Sie glauben, nicht verzeihen zu können. Eine behutsame, dem Wohlbefinden dienliche Selbstdisziplin ist notwendig, um den Traum von Gesundheit in Ihrem Leben Wirklichkeit werden zu lassen. Das Entscheidende ist nicht, was wir uns *vornehmen*, um gesund zu werden, sondern was wir *tun*, um gesund zu werden.

Wem es gelingt, seinen «inneren Schweinehund» zu überwinden, der wird in zweierlei Hinsicht eine enorme Lebensqualität gewinnen: Sie werden mehr Selbstachtung haben, und Sie werden sich freier fühlen. Wenn Ihr Handeln mit dem, was Sie sagen, übereinstimmt, wenn Absicht und Ausführung eins sind, haben Sie sich eine unerschütterliche Basis für Ihr Leben geschaffen. Sie haben Ihr

Leben auf Prinzipien gegründet, die Ihren Erfahrungen eine Richtung geben. Sie wissen, daß das, was Sie tun, körperlich, seelisch und geistig in Ihrem ureigenen Interesse liegt. Aus einer solchen Haltung erwächst enorme Selbstachtung. Außerdem gewinnen Sie damit persönliche Freiheit, denn wenn Sie tun, was Sie für wichtig halten, befreien Sie sich damit aus den Fallstricken zwanghaften und selbstmitleidigen Verhaltens. Eine starke und ruhige innere Sicherheit ist die Folge, ein Gefühl persönlicher Macht auf einer höheren Ebene. Das ist die größte Belohnung, die Ihnen auf dem Weg der Besserung zuteil werden kann.

Gesundheit wird zu einer Lebensform, einer disziplinierten Lebensform voller Selbstachtung. Wenn ich morgens aufstehe, ziehe ich mir als erstes meinen Trainingsanzug und meine Laufschuhe an. Keine Ausrede gilt. Ich halte mich selbst dazu an, Sport zu treiben.

Besonders beim Essen hatte ich große Schwierigkeiten mit der Selbstbeherrschung. Ich liebte Süßigkeiten, insbesondere Kuchen. Heute erlaube ich mir einfach nicht, der Versuchung nachzugeben.

Und dann Meditation – wann hatte ich schon Zeit dafür? Wie sollte ich sie in meinem ausgefüllten Tagesablauf unterbringen? Heute meditiere ich zweimal täglich. Meditation gibt mir eine Perspektive im Auf und Ab eines Tages, ohne die ich nicht mehr leben *will*. Das gleiche gilt für das Gleichgewicht von Verpflichtungen und spielerischen Aktivitäten, für die Pflege von Beziehungen oder für spirituelle Bedürfnisse und die Zeit, die ich mir dafür nehme. Jeder dieser Bereiche, die für mein Leben so wichtig sind, kann sein ganzes Potential nur durch meine Disziplin und meine Konsequenz entfalten.

«Aber Sie machen sich zum Sklaven Ihrer Disziplin!» protestierte Manuel, ein großer, kräftiger Ingenieur, der Nierenkrebs hatte und an einem unserer Workshops teilnahm. «Sie haben recht», erwiderte ich. «Und Sie ebenfalls.» Disziplin hat nichts mit Sklaverei zu tun. Sehr viel dagegen mit der Frage, welche Lebensgewohnheiten man sich zu eigen macht. Ich entschied mich für die Disziplin, die Gewohnheiten anzunehmen, die zu Gesundheit führen. Und daraus entstehen Selbstachtung und Freiheit.

Das können Sie tun

Bringen Sie das, was Sie tun, in Übereinstimmung mit dem, was Sie sagen, lassen Sie Absicht und Handeln eins werden. Wählen Sie einen Bereich – die Ernährung zum Beispiel oder Sport –, auf den Sie sich heute konzentrieren. Konzentrieren Sie sich dann morgen ebenfalls darauf, und übermorgen, und den Tag darauf ... Spüren Sie die Selbstachtung, die Sie für sich empfinden. Genießen Sie das Gefühl persönlicher Macht und Freiheit, das mit der Überwindung des «inneren Schweinehundes» einhergeht.

Siebtes Kapitel

Einen Schritt weitergehen

Wenn Sie die Schritte, die in diesem Buch vorgestellt werden, bisher befolgt und umgesetzt haben, sind Sie ein gutes Stück vorangekommen und können positiver auf Ihre Krebserkrankung reagieren. Viele der Patienten, die Krebs langfristig überlebt haben, gehen allerdings noch einen Schritt weiter. Ihr Ziel ist Wohlbefinden auf einer höheren Ebene in allen Bereichen ihres Lebens. Donna, die ein fast tödliches Brustkrebsrezidiv überlebt hat, behauptet heute, ihre Krebserkrankung sei das Beste, was ihr je passiert ist. «Nie habe ich mich in meinem Leben gesundheitlich und insgesamt wohler gefühlt!» Das können auch Sie erleben.

44

Nehmen Sie eine spirituelle Perspektive ein

Wenn Sie sich Ihr Leben anschauen, was *sehen* Sie? Sehen Sie einen Körper, der mit Krankheit geschlagen ist, hoffnungslos zerstörte Träume, eine verzweifelte Familie voller Angst?

Oder können Sie den kostbaren Augenblick erkennen, jenen besonderen Moment in Raum und Zeit, wo Geist und Seele nur von der Krankheit betroffen sind, wenn Sie es zulassen? Können Sie die Schönheit und Gnade in Ihrem Leben, ja sogar die Vollkommenheit erkennen, ohne daß diese von dem Schmerz, Krebs zu haben, überschattet und gefärbt wären?

Peter war 40, als er an Pankreaskrebs erkrankte. Es war ein schwieriger Kampf für ihn, insbesondere, weil er so sehr leben wollte, denn er hatte Kinder. Seine tapferen Bemühungen waren für viele ein ermutigendes Vorbild. Wir führten oft lange Telefonate, und bei einem dieser Gespräche sagte Peter: «Ich glaube, gestern abend habe ich plötzlich begriffen, was Spiritualität bedeutet. Wir saßen beim Abendbrot, die ganze Familie. Aber ich sah etwas völlig anderes. Das hat mich wirklich sehr beeindruckt.»

«Was meinst du damit?» fragte ich.

«Na ja, früher sah ich, wenn wir uns zum Abendessen hinsetzten, immer nur das, was es zu sehen gab. Das Hühnchen, den Salat und das Kartoffelpüree. Ich sah meine Frau, wie sie immer aussieht, wenn sie zu spät dran ist. Und unsere Kinder, die tausend Geschichten aus der Schule loswerden mußten. Eben das, was ich unmittelbar vor meinen Augen hatte.

Gestern abend aber sah ich plötzlich mit dem Herzen», fuhr Peter fort und bemühte sich, seine Gefühle zu verbergen. «Mein Blick wanderte um den Tisch herum, und ich nahm etwas ganz anderes wahr. Zum ersten Mal erkannte ich, wie kostbar dieser Augenblick ist, in dem unsere Familie zusammensitzt, um zu essen und den Hunger zu stillen. Das war etwas völlig anderes als einfach ein Abendessen. Da waren Leben, die soviel positives Potential in sich tragen. Wir waren da, um einander zu helfen, um einander zu lieben und füreinander zu sorgen.»

Peter stockte, als er diesen besonderen Moment im Geist noch einmal erlebte. «Die Kinder fingen sogar mit ihrer Mutter Streit an. Aber anstatt deshalb gleich an die Decke zu gehen, merkte ich, daß dieser Streit irgendwie ganz anders war. Oder wenigstens sah ich ihn anders. Er schien ein natürlicher Ausdruck ihrer Liebe füreinander zu sein, eine Möglichkeit zu zeigen, wie wichtig einem der andere ist.»

Eine spirituelle Perspektive hilft, den unschätzbaren Wert von dem zu erkennen, was einfach und naheliegend ist, trotz der Umstände, in denen man sich vielleicht gerade befindet.

Eine Patientin berichtete, wie sie nach der Operation aufwachte und ihren Mann neben sich vorfand. Er hielt ihre kleine Tochter über das Krankenhausbett. «Sie griff nach meinem Finger. Ihre großen dunklen Augen sahen mich an, sie lächelte und sagte: ‹Ich liebe dich, Mummy.› Es war ein so kostbarer Augenblick. Jetzt, seit ich an Krebs erkrankt bin, sehe ich so viel mehr im Leben.»

Diese Bewußtseinsebene beschert dem, der sehen kann, eine völlig andere Erfahrung mit der Krankheit und mit dem Leben überhaupt. Es gibt wunderbare Augenblicke in unserem Leben, jetzt, gerade – jeden Tag. Wir müssen sie nur wahrnehmen.

Das können Sie tun

Nehmen Sie sich für heute abend, oder das nächste Mal, wenn Sie mit Ihren Familienangehörigen oder Freunden zusammen sind, ein paar Augenblicke Zeit, um das Leben in diesem neuen Licht zu sehen. Überlegen Sie: «Was bedeuten mir diese Menschen wirklich?» Das kann mehr für Ihr Wohlergehen tun als die stärkste Medizin.

45

Sorgen Sie für
Ihr persönliches Wachstum

Für allzu viele Menschen bedeutet der Sieg über eine Krebserkrankung nichts weiter als der abschließende ärztliche Befund, «Sie gelten als geheilt». Ich kann das nur zu gut verstehen, ich teile diesen Wunsch, und in der Tat, in meiner Krankenakte steht genau das. Und ich wünsche auch Ihnen genau dies. Dennoch ist das nicht das Wichtigste am Heilungsprozeß.

Für nachdenkliche Menschen wird die Krankheitserfahrung bald zu einer Suche nach dem Sinn des Lebens. Überlebende Krebspatienten stimmen in dieser Frage fast ausnahmslos überein. Der eigentliche Triumph über den Krebs verwirklicht sich in dem Bemühen um persönliches Wachstum.

Manche Menschen entscheiden sich für eine bestimmte Behandlung und versuchen dann, ihr Leben so schnell wie möglich wieder in normale Bahnen zu bringen. Geben Sie sich damit nicht zufrieden! Wenn man erlebt hat, was es heißt, an Krebs zu erkranken, ist nichts mehr wie früher. Sie wollen doch auch gar nicht, daß alles so wird wie früher. Sie wollen ein neues und besseres Leben. Dieses Leben ist Ergebnis persönlichen Wachstums.

Der Krebs hat Ihnen unzählige Schläge versetzt. Aber es liegt an Ihnen, in welcher Weise diese Schläge Sie formen. William James, der großartige Psychologe und Philosoph, erklärte, die wichtigste Entdeckung seiner Generation sei, daß menschliche Wesen die äußeren Aspekte ihres Lebens beeinflussen können, indem sie ihre innere, seelische Einstellung verändern. Ich bin davon überzeugt, daß eine Krebserkrankung oder auch ein anderes schwieriges Problem sich nutzen läßt, um zu wachsen. Und daß jeder diese Erfahrung zum Anlaß nehmen kann, sich in wunderbarer Weise zu verändern, indem er an seiner Gesundheit arbeitet und fur sein persönliches Wachstum sorgt. *Krebs kann Einstellungen verändern und damit auch unser Leben.*

Betrachten Sie persönliches Wachstum als natürlichen Bestandteil Ihrer umfassenden Heilung. Um gesund zu werden, brauchen Sie Zeit und Energie. Und Sie müssen nach innen schauen, um Ihre Form von Dankbarkeit, Vergebung und bedingungsloser Liebe zu entdecken und zu entwickeln. Darin besteht die Herausforderung.

Hier ist kein Platz für Zynismus. Sie können den Berg nicht erklimmen, wenn Sie ihn in Gedanken hinunterrollen. Wenn Sie verzweifelt sind und das Gefühl haben, das Leben sei düster und hoffnungslos, und persönliches Wachstum sei Ihnen unmöglich, so deshalb, weil *Sie* düster und hoffnungslos sind. Sie müssen Ihre geistige Einstellung verändern, um Ihre Seele verändern zu können. Wenn Sie das tun, verändern Sie Ihre innere Welt, und das wird auch die äußere Welt verändern. In diesem Prozeß steckt die Kraft der Heilung.

Tun Sie sich mit Männern und Frauen zusammen, die Spiritualität für sich entdeckt haben. Bevor Sie sich selbst verändern, können Sie nach Möglichkeiten suchen, Menschen zu begegnen, die das Leben aus einer spirituellen Perspektive sehen. Lassen Sie sich anregen von den großen spirituellen Vorfahren aller Jahrhunderte.

Und beten Sie. Bitten oder betteln Sie nicht. Kommen Sie zur Ruhe und hören Sie betend dem Gott Ihres Glaubens zu. Für persönliches Wachstum ist nichts wirksamer als die Macht des Gebets. Denken Sie daran, *alles ist möglich.*

Das können Sie tun

Notieren Sie in Ihrem Notizheft eine Qualität, die zu persönlichem Wachstum gehört, zum Beispiel Vergebung, und die Sie noch heute umsetzen wollen. Verpflichten Sie sich, dies eine Stunde lang zu praktizieren. Lassen Sie diese Zeit von Tag zu Tag länger werden. Betrachten Sie diese Qualität, die Erlangung dieser Fähigkeit weiter als zentrales Ziel, als Ihre wichtigste Aufgabe. Gelegenheiten zum Üben werden Sie in jedem Augenblick des Tages finden. Sie müssen sie bloß wahrnehmen.

46

Lernen Sie Ihre Gefühle genauer kennen

Inzwischen sollte deutlich geworden sein, daß Gefühle für die Gesundheit eine zentrale Rolle spielen. Eines der mit ungeheuer viel Energie aufgeladenen Gefühle ist Wut. Wut ist im allgemeinen kurzlebig, sie ist ein plötzliches Gefühl über ein einzelnes Vorkommnis. Dieses Gefühl ist uns allen vertraut. Wut ist natürlich. Wir zeigen sie. Das ist menschlich.

Groll hingegen verbirgt sich hinter einer Maske. Groll sieht aus wie Wut, ist in Wirklichkeit aber *ungelöste* Wut. Es sind Gefühle und Emotionen, die wir festhalten. Während Wut rasch verfliegt, wenn sie zum Ausdruck gebracht wird, kann man Groll nicht vergessen. Mit Groll setzen wir uns selbst unter Druck, indem wir die Wut in Gedanken nacherleben. Dann werden die negativen Gefühle jedesmal, wenn wir an das Ereignis denken, aufs neue erlebt. Man empfindet erneut den Streß und den Konflikt, wie in der Situation, als der Groll ausgelöst wurde, und jedesmal, wenn man sich an dieses Ereignis erinnert, erfährt man die damit verbundenen Belastungen aufs neue. Das wirkt sich sehr schädlich auf die Gesundheit aus.

Manche Menschen tragen jahrelang Groll über Dinge mit sich herum, die längst der Vergangenheit angehören. Ich bin sicher, Sie haben gehört, wie Leute in allen Einzelheiten Erlebnisse aus der Kindheit nacherzählen, die sie traurig gemacht haben. Vielleicht haben sie von den Eltern zu wenig Liebe erfahren, oder sie wurden von einem Lehrer schlecht behandelt oder von einem Partner zurückgewiesen. Oder sie können über einen geschäftlichen Mißerfolg nicht hinwegkommen. Es gibt endlos viele Anlässe, wütend zu werden, Wut, die dann zu dauerhaftem Groll verglüht.

Emotionen selbst sind nicht an sich negativ. Tatsächlich ist es manchmal durchaus angebracht, wütend zu werden. Achten Sie einmal auf Ihre eigenen emotionalen Reaktionen. Spüren Sie die Wut, und bringen Sie sie zum Ausdruck. Aber klammern Sie sich nicht daran, denn das ist die Saat für die tödliche Emotion, den Groll.

Wie aber läßt sich vermeiden, dem Groll in die Falle zu gehen? Das ist ganz einfach. Lernen Sie, sich auf das zu konzentrieren, was Ihre emotionale Reaktion auslöst, und nicht auf die Emotion selbst. Was war es eigentlich, das Sie in Rage gebracht hat? Mit dieser Frage gelangen Sie zu dem Konflikt, um den es geht. Und damit können Sie oft schon den Prozeß zur Lösung des Problems in Gang setzen.

In dieser Aufmerksamkeit steckt viel Kraft! Oft erkennt man durch bloßes Nachdenken, daß man das, was negative Gefühle ausgelöst hat – sei es eine Person, ein Ereignis, ein Umstand –, mit Angst wahrnimmt. Wir haben Angst, daß unsere Person, unser Eigentum oder unser Stolz angegriffen würde. Die tieferliegende Emotion ist also Angst, nicht Wut und nicht Groll.

Diese Entdeckung ist von höchster Bedeutung, denn sie beeinflußt uns auf jeder Ebene unseres Lebens. Es ist Angst, mit der wir es zu tun haben, unsere eigene Angst, *etwas, das wir selbst in der Hand haben*. Wenn wir zulassen, daß diese Angst zwanghaft wird, kann sie sich auf biochemischem Weg körperlich auswirken, der Körper speichert unseren Groll. Plötzlich erkennen wir, daß unsere negativen Emotionen einen hohen Preis fordern – sie können sogar unser Immunsystem blockieren, und zwar gerade dann, wenn es besonders wichtig wäre, daß es mit voller Kraft arbeitet.

Wenn Sie sich Ihre Emotionen bewußt machen und auf Situationen achten, die sie auslösen, läßt sich die eigene Wahrnehmung neu überdenken. Diese Wahrnehmung ist auf Angst gegründet, weil Sie sich bedroht fühlen. Versuchen Sie, die Situation nicht mit Angst zu betrachten, sondern mit Mitgefühl und Verständnis. Dies wird neue und wundervolle Emotionen auslösen, eine solche Reaktion kann Groll auflösen und uns auf vielen Ebenen heilen.

Sie halten das für unmöglich? Das ist es ganz und gar nicht! Ob

Sie es glauben oder nicht, nichts und niemand ist verantwortlich dafür, daß Sie wütend werden, kein Arzt, kein Mensch, keine Situation, kein Gott. Wir selbst reagieren mit Wut. Und wir können uns entscheiden, Wut durch positive und mitfühlende Reaktionen zu ersetzen.

Eine so mächtige Energie wie Wut kann zum Ausdruck gebracht und dann losgelassen werden. Das ist gesund. Aber das Leben ständig durch die Brille der Angst zu sehen, alles als bedrohlich wahrzunehmen, immer mit Wut zu reagieren, sich an vergangene Verletzungen zu klammern und giftige negative Emotionen wieder und wieder zu erleben, das verkrüppelt unsere Gefühle. Dafür ist kein Platz, wenn man gesund werden will.

Das können Sie tun

Finden Sie heraus, wie Sie mit Ihren Gefühlen umgehen. Nehmen Sie in der kommenden Woche die Rolle eines objektiven Beobachters ein. Wenn etwas geschieht, das Sie aufbringt, versuchen Sie, Ihre emotionale Reaktion unter einen dieser drei Begriffe einzuordnen: Verleugnung, Unterdrückung oder Überreaktion.

Halten Sie die Situation, die Sie ärgert, in Ihrem Notizheft fest. Schreiben Sie dann auf, wie Sie gefühlsmäßig darauf reagieren. Legen Sie dabei folgende drei Kategorien zugrunde: «Ich habe *geleugnet*, daß das Problem existierte», «Ich habe meine Gefühle *unterdrückt*, denn eigentlich wollte ich diesem Idioten meine Meinung sagen», oder «Ich bin völlig aus der Fassung geraten und habe *überreagiert*, obwohl es dem Anlaß gar nicht angemessen war.»

Wenn Sie sich Ihre Reaktionen immer wieder bewußt machen, werden Sie zu einem erfahrenen Beobachter Ihrer Gefühle. Damit bekommen Sie emotionale Reaktionen, die früher automatisch abliefen, unter Kontrolle. Diese Selbsterkenntnis wird viel zu Ihrer Heilung beitragen, denn Sie ersparen Ihrem Immunsystem, mit den verheerenden biochemischen Reaktionen negativer Gefühle fertig werden zu müssen.

47

Vergeben Sie sich und anderen

Wollen Sie all Ihre Energie für Ihre Heilung freisetzen? Vergeben Sie!

Vergebung ist Arbeit an der Gesundheit, die unschätzbaren Lohn bringt. Die Voraussetzungen, um vergeben zu können, sind ein neues Bewußtsein über die wichtigen Beziehungen in unserem Leben und ein tieferes Verständnis des eigenen Umgehens mit Gefühlen. Dafür gewinnen wir den Frieden und die Heiterkeit, die wir brauchen, um gesund zu werden. Das ist kein leeres Versprechen. Vergebung kann erlösen.

Vergebung ist der Schlüssel zur Gesundheit, den wir verloren haben. Vergebung ist die einzigartige Technik, die unsere Gedanken und Wahrnehmungen verändert, die Angst mit ihren schädlichen Auswirkungen in Liebe umwandelt, die Heilung bringt. Die Verschiebung der Perspektive, das Ersetzen von Angst durch Liebe, hilft uns zu verändern, was wir verändern können, und ermöglicht es uns, mit dem, was wir nicht ändern können, Frieden zu schließen. Das bedeutet Heilung auf der höchsten Ebene.

Vergebung beginnt damit, daß wir uns selbst zur Ruhe kommen lassen. Die meisten Menschen hegen so viel Groll gegen sich selbst, daß sie nicht so einfach loslassen können. Insgeheim urteilen wir sehr hart über uns selbst. Jetzt ist es so wichtig wie nie zuvor in Ihrem Leben, diese übertriebene Selbstkritik aufzugeben. Der einzige Weg dazu ist, sich selbst zu vergeben.

Ich glaube, viele Krebspatienten neigen dazu, sich tief im Innern für wertlos zu halten. Ein solches Selbstbild ist nicht nur falsch, sondern tödlich. Ja, Sie haben vielleicht etwas Unrechtes getan, aber

das bedeutet nicht, daß Sie ein schlechter Mensch sind. Diese ver-
zerrte Selbstwahrnehmung ist die Ursache für viel Schmerz und
wirkt sich negativ auf die Gesundheit aus.

Aber auch die Wahrnehmung anderer kann für emotionalen Aufruhr sorgen. Es ist einfach, andere zu verurteilen. Dieses Verhalten
aber zerreißt allzuleicht die fragilen Beziehungsbande und sorgt für
anhaltenden Groll. Eine Krebserkrankung ist unter anderem eine
Gelegenheit, den Unterschied zwischen Akzeptieren und Gutheißen
zu lernen und umzusetzen. Wir alle sind von Natur aus unvollkom-
men – dies ist eine Tatsache, die Sie akzeptieren sollten. Wir alle legen
Verhaltensweisen an den Tag, die nicht unserem inneren Potential
entsprechen – auch das ist eine Tatsache, die Sie akzeptieren sollten.
Unvollkommenheit anzunehmen bedeutet allerdings noch nicht, sie
gutzuheißen. Wir können nicht damit rechnen, daß alles immer genau unseren Erwartungen entspricht. Uns selbst und anderen das zu
vergeben, darum geht es im Grunde bei dieser Unterscheidung.

Vergebung hat zwei Ebenen. Die erste ist besonders augenfällig:
Es ist etwas geschehen, jemandem wurde Unrecht getan, und dieses
Verhalten muß verziehen werden. Wer sagen kann: «Ich vergebe
mir, daß ich . . .», oder «Ich verzeihe . . . (jemand anders), daß er . . .»,
hat bereits angefangen, Vergebung zu üben.

Auf der zweiten Ebene verändert Vergebung die Wahrnehmung
dessen, was geschehen ist. Ja, dieses oder jenes *ist* geschehen. Aber
das eigentliche Problem fängt da an, wo wir über das, was geschehen
ist, *urteilen*, wenn wir uns oder den anderen als schlecht, verletzend,
gemein, dumm oder sonstwie bezeichnen. Das, was geschehen ist,
haben wir negativ erlebt, es hat nicht dem entsprochen, was wir
gutheißen, wir haben ein Urteil gefällt. Können Sie erkennen, wie der
Teufelskreis sich schließt?

Die Alternative? Nehmen Sie an, was geschehen ist. Nehmen Sie
den anderen an. Nehmen Sie sich selbst an. Nehmen Sie das Leben
an. Das ist eine weit bessere Lebensform. Menschen, die dem Tod
nahe sind oder meinen, es zu sein, kommen oft zu der Erkenntnis, daß
Vergebung heilt. Meinungsverschiedenheiten, Fehden und tiefe
Verletzungen erscheinen dann plötzlich nicht mehr so wichtig. Ich

kann das gut verstehen. Ich mußte diese Lektion selbst lernen. Hunderte, ja Tausende von Patienten berichteten von ähnlichen Erfahrungen.

Maya, die Eierstockkrebs hatte, war schrecklich befangen, als ihre Mutter und ihr Vater sie besuchten. Maya und ihre Mutter bemühten sich tapfer, miteinander auszukommen, aber nur in den seltensten Fällen gelang ihnen das. Immer wieder verfielen sie in das alte Muster von Angriff und Verteidigung. Ob es um Kindererziehung ging, um Kochen, Haushalt, Religion – der Anlaß spielte offenbar gar keine Rolle. Die Mutter wünschte sich eine konservativere Tochter. Und Maya wünschte sich eine aufgeschlossenere Mutter.

«Sie machte mich völlig verrückt», sagte Maya. «Bei ihrem letzten Besuch war ich drauf und dran, sie rauszuschmeißen. Aber dann dämmerte mir, daß Gott meine Mutter nicht ansieht mit dem Gedanken, was für eine Hexe sie doch ist. Wie konnte ich so tun, als wolle ich mit meiner Mutter auskommen, wenn ich doch völlig besessen davon war, sie wegen ihrer Fehler zu verurteilen? Ich mußte lernen, sie so zu akzeptieren, wie sie ist, und meine fixe Idee aufgeben, daß das bedeutet, es auch gut zu finden.

Also nahm ich mir vor, es einen Nachmittag lang zu versuchen. Ich konzentrierte mich darauf zu akzeptieren und versuchte nicht zu urteilen. Von diesem Augenblick an begann sich die Situation zu entspannen, und unsere Beziehung veränderte sich. Als ich gelernt hatte, sie besser zu akzeptieren, konnte sie mich eher annehmen, wie ich bin. Wir sind zwar längst noch keine engen Freundinnen», gab Maya zu, «aber es gibt ein immer stärker werdendes Band zwischen uns.»

Es ist wirklich überraschend, wie viele Leute gesund werden, wenn sie gelernt haben zu vergeben. In vielen Fällen hat sich die Lebensqualität verbessert, in manchen Fällen hat sich sogar das Leben verlängert. Aber es wundert mich, warum die meisten Menschen erst im letzten Augenblick ihres Lebens bereit sind zu vergeben, und nicht viel früher, zum Beispiel jetzt gleich!

Wie oft müssen wir vergeben? Immer. Belasten Sie den Augenblick nicht mit Erinnerungen an vergangene Verletzungen und Fehler. Was immer in der Vergangenheit geschehen ist, nichts ist wichtig genug, als daß es die Gegenwart vergiften dürfte. Ihre Familie, Ihre Beziehungen, Akzeptanz, Verständnis und Mitgefühl sind sehr viel wichtiger, als auf Kosten des Wohlergehens an der Vergangenheit festzuhalten. Verzeihen Sie. Sie werden Ihr Leben verändern!

Das können Sie tun

Überlegen Sie, was Sie in der Vergangenheit verletzt hat oder was Sie meinen, falsch gemacht zu haben, und vergeben Sie allen Beteiligten. Sprechen Sie laut aus: «(Name), ich verzeihe dir ganz und gar.» Sagen Sie es aus ganzem Herzen. Spüren Sie die Wärme der Vergebung. Sie wird Freiheit genannt – und Wohlbefinden! Entscheiden Sie sich, jeden Tag einem Menschen zu vergeben.

48

Seien Sie dankbar

Haben Sie heute schon Ihre Dankbarkeit zum Ausdruck gebracht? Es gibt so viel, wofür jeder von uns jeden Tag seines Lebens dankbar sein kann. Aber die meisten Menschen müssen Dankbarkeit regelrecht üben.

Auch wenn Sie Krebs haben, und wenn Sie sich mitten in einer Behandlung befinden, sogar in den finstersten Momenten – seien Sie dankbar für alles, was Sie haben. Danken Sie für das Leben, für Liebe, Ihre Familie, Freunde, die ehrfurchtgebietende Schönheit der Natur, die Gegenwart Gottes, danken Sie für all das und noch mehr. Tausende von überlebenden Krebspatienten sind davon überzeugt, daß der Körper auf eine dankbare Einstellung biochemisch reagiert.

Betrachten Sie sich als Gast, der nur zu Besuch hier auf der Erde ist. Alles, was Sie haben, gehört nicht wirklich Ihnen, es ist ein Geschenk von Ihrem Gastgeber, und Sie haben für die Dauer Ihres Aufenthaltes das Privileg, es zu benutzen. Selbst Ihre Gesundheit ist ein solches Geschenk, ganz gleich in welchem Zustand sie ist. Können wir uns nicht glücklich schätzen, dies für eine kurze Zeitspanne erleben zu dürfen?

Jill lag sterbenskrank in einem kleinen Krankenhaus in Nebraska. Ihr war mitgeteilt worden, sie sei «voller Krebs» und könne nicht mehr operiert werden. Sie versank in Verzweiflung und Selbstmitleid und konnte nichts sehen, für das sie hätte dankbar sein können. «Ich war geschieden, meine beiden Kinder waren erwachsen und lebten in anderen Teilen des Landes. Ich hatte einen Job, den ich haßte, mein ganzes Leben schien mir ein einziges

Elend zu sein. Eines Nachts aber schaute ich aus dem Fenster meines Krankenhauszimmers und sah einen tiefdunklen Himmel voller Sterne. Ich machte alle Lichter in meinem Zimmer aus und sah einfach stundenlang in den Himmel. Mir kamen eine Menge Fragen in den Sinn: Um was geht es in diesem riesigen Universum? Wo ist mein Platz darin? Warum bin ich krank? Ich kann nicht sagen, daß ich viele Antworten bekam. Aber meine Perspektive änderte sich.

Mir wurde bewußt, daß ich dankbar zu sein hatte, dankbar für die bloße Tatsache, Teil dieser riesigen, wunderbaren Welt zu sein. Ich erkannte, daß ich in meinen mehr als fünfzig Lebensjahren so viele Erfahrungen hatte machen können. Die erstaunliche Tatsache, zwei anderen Menschen das Leben gegeben zu haben – was für ein Wunder! Die Schönheit des Landes, in dem ich mich so stark verwurzelt fühlte – ich war so dankbar, hier zu leben und nicht irgendwo in der Stadt. Die tiefe Freundschaft, die mich mit meiner Schwester verband – ich war so dankbar für ihre Zuneigung. Diese Nacht veränderte völlig meinen Blick auf meine Probleme.»

Aus Dankbarkeit erwächst Wohlbefinden, ein Wohlbefinden, dessen, wie Jill, jeder habhaft werden kann. Aber wenn man Krebs hat, steht der Dankbarkeit vieles im Weg. Man ist so beschäftigt mit Arztterminen, Behandlungen und anderen Dingen, daß man den Überblick verliert. Die meisten Menschen neigen dazu, ihre Krankheitserfahrung als endlose Abfolge negativer Ereignisse zu betrachten. Es scheint in dieser Situation nichts zu geben, wofür man dankbar sein könnte. Das ist jedoch ein Denkfehler. Es gibt durchaus eine Menge Gründe für Dankbarkeit!

Dankbarkeit ermöglicht uns, die Krankheit und das ganze Leben aus einer völlig anderen Perspektive zu erfahren. Dankbarkeit läßt uns mit anderen Augen auf die Welt blicken, sie vermittelt eine spirituellere Sicht der Dinge. Sehen Sie über die alltäglichen Erlebnisse hinaus, die so beherrschend zu sein scheinen. Würdigen Sie das Wunder des Lebens. Werden Sie sich bewußt, daß unser Status der von Gästen ist und unser Besuch auf der Erde nur einen kurzen Moment der Ewigkeit dauert. Seien Sie dankbar. Es ist heilsam.

Das können Sie tun

Es ist an der Zeit, eine weitere Seite in Ihrem Notizheft aufzuschlagen. Schreiben Sie oben auf die Seite: «Wofür ich heute dankbar bin.» Sie können die Seite in drei Spalten aufteilen: Menschen, Orte, Dinge. Seien Sie dankbar für alles, was Ihnen gegeben wird. Und bringen Sie Ihren Dank zum Ausdruck.

49

Lieben Sie bedingungslos

Liebe heilt. Zwar gibt es Zeiten, wo man sich in körperlichen Beschwerden verliert oder der seelische Schmerz über die «Schrecknisse» des Lebens alles zudeckt. Und doch gibt jeder Augenblick aufs neue die Gelegenheit, sich für Liebe zu entscheiden. Sie haben die Wahl. Und diese Wahl kann sich merklich auf die Heilung auswirken.

Sie müssen nicht erst Laborergebnisse abwarten oder die Versicherung des Arztes, daß die Hoffnung auf eine Remission oder Heilung besteht, um bedingungslos zu lieben. Liebe gibt es jetzt, in diesem Augenblick können wir uns dafür entscheiden. Und dann im nächsten Augenblick. Und dann entscheiden wir uns wieder dafür. Wir haben immer die Wahl, ganz unabhängig von den Umständen.

Die lähmenden Ängste, die mit Krebs einhergehen, sind in Wirklichkeit die Abwesenheit von Liebe. So wie Dunkelheit lediglich die Abwesenheit von Licht ist. Sie lösen das Problem der Dunkelheit nicht, indem Sie sie anschreien oder versuchen, danach zu schlagen. Wenn Sie nicht im Dunkeln sein wollen, machen Sie ein Licht an. So ist es auch mit Angst. Kämpfen Sie nicht dagegen. Ersetzen Sie Angst durch Liebe.

Ich persönlich bevorzuge die Verbform – *lieben*. Diese Form betont, daß etwas aktiv getan werden muß, um die Vorstellung von Liebe zum Leben zu erwecken. Liebe ist nicht das gleiche wie lieben, solange sie nicht in *Handeln* umgesetzt wird, solange sie nicht *geschenkt* wird. Das bedeutet, sich in diesem Augenblick, trotz der Umstände, trotz der Krebserkrankung, dafür zu entscheiden, das

Wohlwollen und Mitgefühl sich selbst und anderen gegenüber aktiv umzusetzen.

Das ist eine tiefgreifende und radikale Herausforderung, und nicht einfach der Vorschlag, liebevolle Gefühle zu nähren. Lieben geht weit über die Oberfläche freundlichen Verhaltens hinaus. Lieben ist ein heroischer Akt, der größtmögliche Courage fordert. Erwarten Sie allerdings nicht, dafür belohnt zu werden. Bedingungsloses Lieben ist im allgemeinen nicht von Glanz und Gloria umgeben. Vielmehr hat es mit kleinen Entscheidungen zu tun: «Wie entscheide ich mich, auf diese Information zu reagieren?» «Sollte ich mich auf das Positive konzentrieren?» «Ist es in meinem Interesse, dieses oder jenes zu essen?» «Würde Sport mir helfen, mich insgesamt besser zu fühlen?» «Wie kann ich anderen helfen?» «Wie kann ich mich selbst lieben?»

Die Bedingungen und Umstände allein sind wahrscheinlich noch ganz und gar keine Voraussetzungen, zu lieben. Für sich genommen, lösen sie wahrscheinlich eher Verzweiflung aus. Aber hier kommt die Entscheidungsfreiheit ins Spiel. Wir können uns in jedem Fall für liebevolles Verhalten entscheiden. Zwangsläufig resultiert daraus immer wieder ein Gefühl von Hoffnung, das Körper, Geist und Seele ein starkes biochemisches Signal gibt.

Lieben fängt immer mit Selbstliebe an. Nur aus einer seelischen und geistigen Stärke heraus können Sie sich wohl fühlen. Diese Lebenskraft wird gespeist durch die Liebe in sich selbst. Betrachten Sie sich als wertvollen Menschen, eine Krebserkrankung hindert Sie nicht daran. Selbstliebe ist für viele Patienten der eigentliche Ausgangspunkt der Heilung.

Kommt es Ihnen schwierig vor, zu lieben? Sagt Ihnen Ihr Kopf, daß Sie nie Frieden finden werden, solange der Krebs nicht fort ist? Haben Sie das Gefühl, nur die vollkommene Heilung des Körpers sei eine annehmbare Antwort? Kommt es Ihnen unwahrscheinlich vor, lieben zu können, obwohl das Damoklesschwert der Krankheit über Ihrem Haupt schwebt? Lieben Sie trotzdem. Denn wenn Sie lieben, werden Sie auf der höchsten Ebene Heilung erfahren.

Lieben ist das A und O der Heilung. Es ist Balsam für die Seelen, es beruhigt den Streß. Lieben ist das einzig wirklich wirksame «Wundermittel» gegen Krebs, der stärkste Impfstoff gegen das Wachstum von etwas Bösartigem.

Unser größter Feind ist nicht die Furcht vor der Krankheit, sondern die Verzweiflung. Bedingungslose Liebe ist der Heiler. Und das erste Objekt Ihrer bedingungslosen Liebe sind Sie selbst!

Das können Sie tun

Jetzt ist Zeit, sich zu entscheiden. Beschließen Sie, in der nächsten Stunde bedingungslose Liebe aktiv umzusetzen. Und dann die folgende Stunde ... und dann die darauf folgende ...

50

Teilen Sie Ihre Zuversicht mit anderen

Sie haben sich die Zeit genommen, um dieses Buch zu lesen, und ich hoffe, Sie sind einigen der vorgestellten Schritte gefolgt. Dabei ist Ihnen sicherlich klar geworden, daß Sie vieles tun können, um Ihr Wohlbefinden zu verbessern. Wie Sie sich entscheiden, und was Sie tun, ist von enormer Bedeutung. Bilden Sie ein Team mit Ihren Ärzten und allen an Ihrer Behandlung Beteiligten, und Sie sind auf dem besten Weg, gesund zu werden.

Die meisten Menschen aber wissen nicht, wie wichtig das ist, und wenn sie es wissen, haben sie meist nur eine vage Vorstellung von dem, was man selbst tun kann, um gesund zu werden. Auch dann verfügen sie noch nicht über ein solides Wissen, auf dessen Basis sie aktiv werden können.

Teilen Sie Ihre Zuversicht mit anderen. Erzählen Sie anderen, bei denen Krebs diagnostiziert wurde, von Ihren Einsichten. Ermutigen Sie einander. Begleiten Sie einander auf dem Weg. Das hat einen kumulativen Effekt, denn indem Sie einander helfen, helfen Sie sich selbst. Durch Ihre Entscheidung, anderen etwas zu geben, werden zwei gesund. Nehmen Sie sich heute noch vor, diese wichtige Einsicht in die Tat umzusetzen.

Epilog: Sie haben eine Zukunft

Krebs ist eine sehr ernst zu nehmende Krankheit, dennoch weiß jeder, der an der Überwindung einer Krebserkrankung gearbeitet hat, daß dies nicht nur auf körperlicher, sondern auch auf seelischer und geistiger Ebene gleichermaßen stattfinden muß. Und Sie wissen, welch enorme Bedeutung die geistige und seelische Einstellung hat.

Entdecken Sie die tief in Ihnen verborgenen geistigen Kräfte, die Ihnen zu eigen sind. Erkennen Sie, welche Wahrheit und welche Macht darin enthalten sind. Und nutzen Sie die Krankheit für Ihr persönliches Wachstum. Das geht im Augenblick vielleicht über Ihr Vorstellungsvermögen. Glauben Sie aber fest daran, daß es zu schaffen ist. Millionen Menschen erkannten in ihrer Krankheit einen Weg, ihr Leben besser zu gestalten, als sie es je für möglich gehalten hatten. Die Krankheit kann Ihr Weckruf sein, sie ist eine Chance, das Leben zu leben, das Sie eigentlich leben wollten, dessen Verwirklichung Sie jedoch immer vor sich hergeschoben haben.

Egal wieviel Zeit Sie glauben noch zum Leben zu haben, beschließen Sie, heute ganz lebendig zu sein! Nehmen Sie sich vor, zu vergeben und zu lieben. Das hat tiefgreifende Konsequenzen. Es führt zu einem erfüllten Leben und, davon sind Tausende von uns überzeugt, auch zu einem längeren Leben.

Sehen Sie in dieser Krankheit einen neuen Anfang. Wählen Sie diesen Augenblick, um so gesund zu leben wie nur möglich. Geben Sie die Hoffnung auf eine glückliche Zukunft nicht auf. Erkennen Sie, wo Sie persönliche Entscheidungen treffen können, entwickeln Sie die Fähigkeit, im Augenblick zu leben, und geben Sie dem, was

Sie erleben, eine spirituelle Perspektive. Das sind die wichtigsten Dinge, die Sie tun können, wenn Ihre Diagnose lautet: «Sie haben Krebs.»

Hilfreiche Adressen

Deutsche Krebshilfe e. V.
Thomas-Mann-Straße 40
53111 Bonn
Tel.: 0228 / 729900
(Mo–Fr 9–17 Uhr)

Krebsinformationsdienst (KID)
im Deutschen Krebsforschungszentrum
Im Neuenheimer Feld 280
69120 Heidelberg
Tel.: 06221 / 410121
(Mo–Fr 8–20 Uhr,
Di–Do 18–20 Uhr für türkisch sprechende Ratsuchende)

Gesellschaft für Biologische Krebsabwehr
Postfach 102549
Hauptstraße 27
69117 Heidelberg
Tel.: 06221 / 161525

Deutsche Arbeitsgemeinschaft Selbsthilfegruppen e. V.
Friedrichstraße 28
35392 Gießen
Tel.: 0641 / 7022478
(gibt regionale Kontaktstellenadressen und Material für
Selbsthilfegruppen allgemein heraus)

Frauenselbsthilfe nach Krebs e. V.
Bundeszentrale, B 6, 10 / 11,
68159 Mannheim
Tel.: 06 21 / 2 44 34

DPWV Krebsberatungsstelle
Auf der Körnerwiese 5
60322 Frankfurt / Main
Tel.: 069 / 59 05 69

Gesellschaft zur Förderung der ambulanten
Krebstherapie e. V.
Engelbertstraße 42
50674 Köln
Tel.: 02 21 / 2 40 69 03
Fax: 02 21 / 2 40 69 06
(Beratungsdienst über ambulante Krebstherapien für Patienten
und Ärzte)

Über den Verfasser

Greg Anderson ist der lebende Beweis, daß man vieles tun kann, um sich selbst im Falle einer Krebserkrankung zu helfen:

1984 wurde bei ihm metastasierender Lungenkrebs festgestellt, und man gab ihm nur noch dreißig Tage zu leben. Greg Anderson, damals 37 Jahre alt, weigerte sich, diese hoffnungslose Prognose anzunehmen, und machte sich auf die Suche nach Menschen, die lebten, obwohl ihnen von den Ärzten mitgeteilt worden war, sie würden sterben müssen. Er fand Hunderte von überlebenden Krebspatienten, mit denen er Gespräche führte. Die Einsichten aus diesen Interviews, die er in konkrete Handlungsschritte umsetzte, bilden die Grundlagen dieses Buches.

1985 gründete Greg Anderson die *Cancer Conquerors Foundation*, eine Organisation, die an der praktischen Umsetzung all dessen arbeitet, was man über das Zusammenspiel von Körper, Geist und Seele im Hinblick auf die Überwindung einer Krebserkrankung weiß. Die Organisation führt unter anderem Seminare und Workshops durch, unterstützt Selbsthilfegruppen, stellt audiovisuelle Materialien zur Verfügung und gibt einen kostenlosen Newsletter heraus, «Creating Wellness».

Greg Anderson lebt mit seiner Familie bei Los Angeles. Vor seiner Erkrankung war Greg Anderson Vizepräsident und Leiter des Robert Schuller Institute an der Crystal Cathedral in Garden Grove, Kalifornien. Er ist außerdem Verfasser von zwei weiteren Büchern: «The Cancer Conqueror» und «The Triumphant Patient». Heute reist er viel, um Vorträge zu halten, Workshops durchzuführen und seine Erfahrungen und Techniken mit anderen zu teilen.

Danksagungen

Ein Dankeschön, das von Herzen kommt, an alle Freunde der *Cancer Conquerors Foundation*. Ihr seid mir lieb und teuer.

Ein ganz besonderes Dankeschön an die Familie der New American Library – insbesondere Audrey LaFehr und Elaine Koster. Ich weiß Eure Arbeit und Persönlichkeit zu schätzen.

Allen, die diesem Projekt ihre Zeit, ihre Talente und Kreativität so großzügig zur Verfügung gestellt haben, gilt mein aufrichtiger Dank.

Und all denen, die in diesen Seiten nach Antworten auf ihre Fragen suchen, wünsche ich alles Liebe.

O. Carl Simonton /
Stephanie Matthews
Simonton / James Creighton
Wieder gesund werden *Eine
Anleitung zur Aktivierung
der Selbstheilungskräfte für
Krebspatienten und ihre
Angehörigen*
(rororo sachbuch 9199)
Was kann ein Kranker über
die ärztlich verordnete Behandlung hinaus tun, um
aktiv an seiner Gesundung
mitzuwirken? Welche Rolle
spielen seelische Vorgänge
bei der Entstehung und bei
der Heilung von Krankhei-
ten? Können gesunde Men-
schen eine Form der Lebens-
führung erlernen, die die
«Krankheitsbereitschaft»
ihres Körpers deutlich ver-
mindert? Die Autoren wollen
mit ihrer praktischen Anleitung zur Selbsthilfe die herkömmliche medizinische
Behandlung nicht ersetzen,
sondern ergänzen. Sie zeigen
anhand zahlreicher Fallbei-
spiele, daß Hoffnung, Vertrauen und Zuversicht sowie
ein neues Umgehen mit sich
selbst wichtige Voraussetzungen für Gesundwerden
und Gesundbleiben sein
können.

O. Carl Simonton / Reid M.
Henson / Brenda Hampton
Auf dem Wege der Besserung
*Schritte zur körperlichen
und spirituellen Heilung*
(rororo sachbuch 9791)

Stephanie Matthews
Simonton
Heilung in der Familie
(rororo sachbuch 8545)

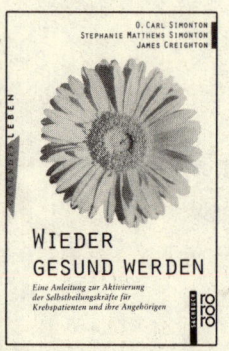

Greg Anderson
Diagnose Krebs: 50 Erste Hilfen
(rororo sachbuch 9929)
Die Diagnose Krebs löst bei
den meisten Betroffenen einen Schock aus, dem Ver-
zweiflung und Handlungsun-
fähigkeit folgen. Hier setzt
der Autor mit seinen «Ersten
Hilfen» ein: Knapp und kurz
gibt er 50 Handlungsan-
weisungen für die Zeit unmittelbar «danach». Ein
Kursbuch für Krebspatien-
ten, das zeigt, daß Erkrankte
auf einem Weg sind, den sie
selbst entscheidend mitge-
stalten.

Judith McKay /
Nancee Hirano
**Chemotherapie: Information
und Hilfen**
(rororo sachbuch 9788)

Ein Gesamtverzeichnis aller
lieferbaren Titel der Reihe
rororo gesundes leben finden
Sie in der *Rowohlt Revue*.
Jedes Vierteljahr neu.
Kostenlos in Ihrer Buchhandlung.

Jeanne Achterberg
Gedanken heilen *Die Kraft der Imagination. Grundlagen einer neuen Medizin*
(rororo sachbuch 8548)
«Die neuen Verhaltens-
therapien, die die Imagination in den Mittelpunkt
stellen, wie zum Beispiel
gelenkte Phantasien, Hyp-
nose und Biofeedback, und
denen ein Hauch von
Schamanismus anhaftet,
haben in kontrollierten Test-
situationen ihren Einfluß auf
die Immunität bewiesen.
Nun, da sich die schwer
faßbaren Geheimnisse des
menschlichen Geistes zu
enthüllen beginnen, spielt
sich vor unseren Augen ein
faszinierendes, noch nie da-
gewesenes Drama ab: Das
wissenschaftliche Paradigma
wechselt, die Metaphern
vermischen sich. Es ist ein
guter Augenblick zu leben.»
*Dr. med. Jeanne Achterberg
im Vorwort ihres Buches*

Norman Cousins
Der Arzt in uns selbst *Wie Sie Ihre Selbstheilungskräfte aktivieren können*
Mit einem Vorwort von
Heiko Ernst
(rororo sachbuch 9307)
Norman Cousins litt an einer
tückischen, äußerst schmerz-
haften Knochendegeneration,
als er beschloß, sich selbst zu
heilen: durch Höchstdosen
von Vitamin C und – La-
chen. Zur Verblüffung aller
Fachleute war seine Therapie
tatsächlich erfolgreich. In
Der Arzt in uns selbst be-
schreibt der renommierte
Journalist seinen sensationel-
len Heilungsprozeß, der die
Wegscheide in der modernen
Medizin markiert.

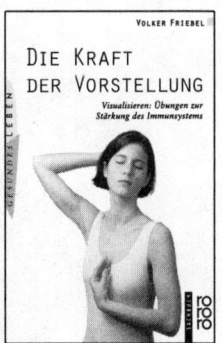

Volker Friebel
Die Kraft der Vorstellung
Visualisieren: Übungen zur Stärkung des Immun-systems
(rororo sachbuch 9959)
Der Diplompsychologe Dr.
Volker Friebel bietet nicht
nur eine Einführung in das
Zusammenspiel von Psyche
und Immunsystem. Er be-
schreibt auch ausführlich,
wie die Selbstheilungskräfte
des Körpers funktionieren
und welche Rolle die Techniken der Visualisierung
dabei spielen. Im praktischen
Teil des Buches stellt er
Übungen vor, die der Ent-
spannung und Stimulierung
des Immunsystems dienen.

Ein Gesamtverzeichnis aller
lieferbaren Titel der Reihe
rororo gesundes leben finden
Sie in der *Rowohlt Revue*.
Jedes Vierteljahr neu.
Kostenlos in Ihrer Buchhandlung.